Kochbuch für Männer

Die 150 besten Anfänger Rezepte für Männer

Martin Schwarz

ISBN: 978-3-00-069882-8

Imprint: KLR Verlag

INHALT

5 Hauptgerichte:

6 Desserts:

Vorwort

Zuerst möchten wir uns natürlich bei allen Männern ganz herzlich bedanken, die wir mit unserem Kochbuch beim Experiment "Küche und kochen" begleiten dürfen.

Dieses Kochbuch ist für Männer aller Altersklassen und auch für absolute Kochanfänger geschrieben. Es gibt zahlreiche Gründe, warum Männer bislang in der Küche ein unbeschriebenes Blatt sind. Viele hatten in der Schule keinen Kochunterricht und auch zu Hause wurde ihnen nicht viel am Herd gezeigt.

Während der Studentenzeit gab es Würstchen, Suppe aus der Tüte und Eintopf aus der Dose. Vielleicht wurden auch Pizza und Baguette in den Ofen und Toast in den Toaster geworfen. Wer sich nie im Kochen übte, kann auch nicht plötzlich als Meister vorm Herd stehen.

Das macht aber nichts! Es ist immer die richtige Zeit, mit dem Kochen anzufangen. Mit diesem Kochbuch begleiten wir dich bei deinen ersten Schritten und du wirst verblüfft sein, wie grandios du dich in kürzester Zeit in der Küche beweisen wirst.
In diesem Kochbuch warten 150 spannende, aber vor allem einfache Rezepte, für die keinerlei Vorkenntnisse benötigt werden. Die Rezepte sind je nach Appetit für zwei bis drei Portionen berechnet. Die Nährwerte beziehen sich immer auf eine Portion.
Auch bei den Zutaten wurde in diesem Kochbuch darauf geachtet, dass diese in jedem gängigen Supermarkt erhältlich sind und es sich um einfache und bekannte Lebensmittel handelt.
Dieses Buch ist für jeden spannend, der auch endlich damit beginnen möchte, Köstlichkeiten in der Küche zu zaubern. Die Rezepte sind in Frühstücks-Ideen, Suppen, Salate, Hauptspeisen, Desserts und Snacks aufgeteilt.

Also liebe Männer: Sofort ran an den Herd und ihr könnt mit Hilfe dieses Buches all diese Rezepte mit Leichtigkeit und Freude für euch und eure Lieben nachkochen!

Frühstück

Gegrillte Melone mit Parmaschinken

Frühstück

Ergibt	2 - 3 Portionen
½	Honigmelone
8	Scheiben Parmaschinken
½ EL	Olivenöl
Etwas	Pfeffer

98	Kalorien
11g	Kohlenhydrate
3g	Proteine
6g	Fette

1. Die Honigmelone schälen und die Kerne vorsichtig mit einem Esslöffel aus dem Kerngehäuse herauskratzen.
2. Die Melone in 8 Spalten schneiden.
3. Die Spalten mit dem Schinken eng umwickeln.
4. Das Olivenöl in einer Pfanne erhitzen und die Melonen für etwa eine Minute je Seite darin knusprig braten.
5. Auf einem kalten Teller anrichten und die Melonen mit dem Pfeffer leicht würzen.

Zubereitungszeit: 15 Minuten

Schoko-Quark mit Beeren

Frühstück

Ergibt 2 - 3 Portionen

400g	Quark
1 EL	Ahornsirup
1 TL	Kakao
3 EL	Schokodrops
1 MS	Orangenabrieb
Prise	Salz
100g	Blaubeeren
Etwas	Minze zum Garnieren

282	Kalorien
26g	Kohlenhydrate
6g	Proteine
29g	Fette

1. Den Quark mit dem Ahornsirup, dem Kakao, den Schokodrops, dem Orangenabrieb und Salz in eine Schüssel geben und glatt rühren. Für den Orangenabrieb die Schale der Orange an einer feinen Raspel abreiben.
2. Auf 2 Schalen aufteilen, mit den Blaubeeren bestreuen und mit der Minze garnieren.

Zubereitungszeit: 10 Minuten

FRÜHSTÜCKSBURGER

ERGIBT 2 - 3 PORTIONEN

2	Toastbrötchen
6	Scheiben Frühstücksspeck
2	Eier
Etwas	Salz und Pfeffer
2	dünne Scheiben Gouda
2	Blätter Eisbergsalat
4 TL	Kräuterfrischkäse

388	Kalorien
33g	Kohlenhydrate
19g	Proteine
22g	Fette

1. Die Brötchen im Backofen auf mittlerer Schiene bei 180° Celsius und bei Ober- und Unterhitze für 5 Minuten backen.
2. Die Brötchen herausnehmen und halbieren.
3. Den Speck in eine kalte Pfanne legen, die Pfanne erhitzen und den Speck knusprig braten.
4. Den Speck mit einer Zange auf einen mit Küchenpapier ausgelegten Teller legen.
5. Die Eier mit Salz und Pfeffer in einer kleinen Schüssel verquirlen.
6. 2 Ringformen aus Metall mit einem Durchmesser von etwa 10 cm in die Speckpfanne geben und die Eiermasse darin verteilen und mit dem Gouda belegen.
7. Die Eier bei mittlerer bis geringer Hitze für etwa 3 Minuten braten.
8. Die Brötchen mit dem Frischkäse einstreichen.
9. Die Toastbrot Böden mit dem Eisbergsalat und den Speckscheiben belegen.
10. Die Eier daraufsetzen und mit dem Brötchendeckel zu einem Burger verschließen.

Zubereitungszeit: 12 Minuten

Schinken-Käse Muffins - 4 Stück

Frühstück

Ergibt 2 - 3 Portionen

2	Eier
2 EL	Joghurt
4 EL	Mehl
½ TL	Weinstein Backpulver
1 EL	Schnittlauchringe
40g	Schinken
40g	Käse
Etwas	Salz und Pfeffer
Prise	Muskatnuss
1 EL	Olivenöl
Etwas	Butter

325	Kalorien
21g	Kohlenhydrate
19g	Proteine
17g	Fette

1. Das Backrohr auf 180° Celsius bei Unter- und Oberhitze vorheizen.
2. Die Eier mit dem Joghurt, dem Mehl, dem Backpulver und dem Schnittlauch in eine Schüssel geben und mit dem Handmixer gut verrühren.
3. Den Schinken und den Käse in feine Würfel schneiden.
4. Schinken, Käse, Salz, Pfeffer, Muskatnuss und Olivenöl mit in die Schüssel geben und unterheben.
5. Die Muffinformen ausbuttern und die Masse auf 4 Formen aufteilen.
6. Die Muffins für 15 Minuten im Ofen backen.

Zubereitungszeit: 25 Minuten

CREMIGES RÜHREI MIT RÄUCHERLACHS

ERGIBT 2 - 3 PORTIONEN

4	Eier
4 EL	Sahne
½ TL	Sahnemeerrettich
Etwas	Salz und Pfeffer
1 EL	Kerbel gehackt
1 EL	Butter
120g	Räucherlachs
4	Kirschtomaten halbiert
1 TL	Dill gehackt

248	Kalorien
22g	Kohlenhydrate
27g	Proteine
4g	Fette

1. Die Eier mit der Sahne, dem Sahnemeerrettich, Salz, Pfeffer und Kerbel in eine Schüssel geben und mit dem Schneebesen gut verrühren.
2. Die Butter in eine Pfanne geben und bei mittlerer Hitze schmelzen lassen.
3. Die Eier in die Pfanne geben, langsam stocken lassen und mit einem flachen Kochlöffel vorsichtig zusammen schieben.
4. Die Rühreier anrichten, mit dem Räucherlachs, den halbierten Kirschtomaten und dem Dill garnieren.

Zubereitungszeit: 10 Minuten

Overnight Oats

Frühstück

Ergibt 2 - 3 Portionen

100g	feine Haferflocken
300ml	Haferdrink
1 MS	Vanillemark
Prise	Salz
½ TL	Zimt gemahlen
50g	Brombeeren
50g	Himbeeren

265	Kalorien
42g	Kohlenhydrate
8g	Proteine
6g	Fette

1. Die Haferflocken mit dem Haferdrink, dem Vanillemark, dem Salz und dem Zimt in eine Schüssel geben und vermischen.
2. Die Schüssel mit Folie bedecken und über Nacht in den Kühlschrank stellen.
3. Am nächsten Morgen die Oats auf 2 bis 3 Schalen aufteilen und mit den Beeren garnieren.

Zubereitungszeit: 20 Minuten + eine Nacht

Zoats

Frühstück

Ergibt 2 - 3 Portionen

100g	zarte Haferflocken
220ml	Milch
Prise	Salz
Prise	Muskatnuss
100g	Zucchini
2 EL	Mandelblättchen geröstet
½	Apfel

346	Kalorien
40g	Kohlenhydrate
13g	Proteine
14g	Fette

1. Die Haferflocken in einen kleinen Topf geben und ohne Öl leicht anrösten. Mit der Milch aufgießen und mit Salz und Muskatnuss würzen.
2. Die Milch erhitzen und bei mittlerer Hitze für 5 Minuten köcheln lassen. Ab und an umrühren.
3. Die Zucchini waschen, trocken tupfen und grob raspeln.
4. Den Topf vom Herd nehmen und die Zucchini einrühren. Für 5 Minuten stehen lassen.
5. Auf 2 bis 3 Schälchen aufteilen.
6. Den Apfel raspeln, auf dem Brei verteilen und mit den Mandeln garnieren.

Zubereitungszeit: 20 Minuten

FRÜHSTÜCK

FRENCH TOAST MIT AHORNSIRUP

ERGIBT	2 - 3 PORTIONEN
80ml	Milch
1	Ei
½ TL	Zimt gemahlen
4	Scheiben Toast
1 EL	Butter
Etwas	Ahornsirup

205	Kalorien
31g	Kohlenhydrate
7g	Proteine
6g	Fette

1. Die Milch mit dem Ei und Zimt in eine flache Schale geben und gut verrühren.
2. Den Toast entrinden.
3. Die Butter in einer Pfanne erhitzen.
4. Die Toastscheiben durch die Milch-Ei-Mischung ziehen und in der heißen Butter für eine Minute je Seite braten.
5. Zum Anrichten mit dem Ahornsirup leicht übergießen.

Zubereitungszeit: 10 Minuten

Frühstücks-Taco

Frühstück

Ergibt 2 - 3 Portionen

3	große Tacofladen
2 EL	Cheddar gerieben
80g	Salami
20g	frischer Blattspinat
2	Tomaten in Scheiben
1 EL	Sesamöl

265	Kalorien
22g	Kohlenhydrate
10g	Proteine
16g	Fette

1. Die Tacos in einer Pfanne kurz von beiden Seiten anbraten. Dabei immer einen Taco pro Pfanne zubereiten.
2. Den Taco optisch in Viertel aufteilen und vom linken Rand einen Schnitt mit dem Messer bis zur Mitte des Tacos machen.
3. Nun je ein Viertel des Tacos mit Käse, Salami, Blattspinat und Tomaten belegen.
4. Das erste Viertel über das zweite Viertel klappen, wieter einschlagen, bis ein kompaktes Viertel in der Pfanne liegt.
5. Den Taco noch einmal von beiden Seiten kurz anbraten, damit der Cheddar schmelzen kann.

Zubereitungszeit: 15 Minuten

PANCAKES MIT KÄSE

ERGIBT 2 - 3 PORTIONEN

200ml	Milch
2 EL	Frischkäse
6 EL	Mehl
3	Eier
½ TL	Weinstein Backpulver
2 EL	Parmesan gerieben
2 EL	Emmentaler gerieben
Etwas	Salz und Pfeffer
2 EL	Butter

412	Kalorien
28g	Kohlenhydrate
21g	Proteine
24g	Fette

1. Die Milch mit dem Frischkäse und dem Mehl in eine Schüssel geben und mit dem Handmixer glatt rühren.
2. Die Eier, das Backpulver, Parmesan, Emmentaler, Salz und Pfeffer dazu geben und gut verrühren. Für 5 Minuten zum Quellen stehen lassen.
3. Die Butter in einer Pfanne aufschäumen lassen und mit einem kleinen Schöpflöffel 4 kleine Kleckse aus dem Teig in die Pfanne machen.
4. Die Pancakes daraus für etwa 2 Minuten je Seite bei mittlerer Hitze backen.

Zubereitungszeit: 15 Minuten

Englisches Frühstück

Frühstück

Ergibt	2 - 3 Portionen
200g	Baked Beans aus der Dose
6	kleine Bratwürste
6	Scheiben Bauchspeck
1	Tomate
100g	Champignons
Etwas	Salz und Pfeffer
4	Eier
4	Scheiben Toast getoastet

849	Kalorien
38g	Kohlenhydrate
46g	Proteine
55g	Fette

1. Die Baked Beans in einen kleinen Topf geben und langsam erhitzen.
2. Die Bratwürste zusammen mit dem Speck in eine heiße Pfanne geben.
3. Die Bratwürste goldbraun und den Speck knusprig braten.
4. Die Tomate in Scheiben schneiden und die Champignons vierteln.
5. Die Bratwürste und den Speck aus der Pfanne nehmen und warm stellen.
6. Die Tomaten und die Pilze in der Pfanne für 3 Minuten braten, salzen und pfeffern.
7. Die Tomaten und die Champignons aus der Pfanne nehmen und mit den Baked Beans auf warmen Tellern anrichten.
8. Die Eier in dieselbe Pfanne schlagen und zu Spiegeleiern braten.
9. Die Bratwürste und die Speckscheiben mit anrichten.
10. Die Spiegeleier auf den Bohnen anrichten.

Zubereitungszeit: 15 Minuten

FRÜHSTÜCK

GEFÜLLTE BACON-SCHIFFCHEN

ERGIBT 2 - 3 PORTIONEN

4	Scheiben rohen Schinken
2 EL	geriebener Gouda
2	Eier
Etwas	Salz
Etwas	Pfeffer
Etwas	Schnittlauchringe

208	Kalorien
1g	Kohlenhydrate
20g	Proteine
14g	Fette

1. Das Backrohr auf 200° Celsius und Umluft vorheizen.
2. Die Schinken-Scheiben über Kreuz in 2 Muffinformen legen.
3. Den Gouda hinein streuen und die Eier darauf schlagen.
4. Für 8 Minuten im vorgeheizten Ofen backen. Aus dem Ofen nehmen und für eine Minute stehen lassen. So kann das Ei schön stocken.
5. Vorsichtig aus der Form nehmen und zum Anrichten mit Salz und Pfeffer würzen und mit dem Schnittlauch bestreuen.

Zubereitungszeit: 15 Minuten

Quark mit Bananen und Zimt

Frühstück

Ergibt 2 - 3 Portionen

400g	Quark
1 EL	Orangensaft
1 TL	Zimt gemahlen
1	große Banane
2 EL	Karamellsauce

378	Kalorien
32g	Kohlenhydrate
20g	Proteine
21g	Fette

1. Den Quark mit dem Orangensaft und dem Zimt in eine Schüssel geben und mit einem Schneebesen glatt rühren. Auf 2 bis 3 Schälchen aufteilen.
2. Die Banane schälen und in Scheiben schneiden. Die Bananen auf den Quark legen.
3. Mit der Sauce verzieren.

Zubereitungszeit: 10 Minuten

Kefir Bowl mit Chia Samen

Frühstück

Ergibt 2 - 3 Portionen

300ml	Kefir
100g	Chiasamen
½ TL	Vanillezucker
1 TL	Zucker
2	Erdbeeren
2 EL	gehackte Walnüsse geröstet
3	Aprikosen
2 TL	Basilikumsamen

414	Kalorien
28g	Kohlenhydrate
17g	Proteine
24g	Fette

1. Den Kefir mit den Chiasamen, dem Vanillezucker und dem Zucker in eine Schüssel geben. Für 20 Minuten quellen lassen.
2. Auf 2 bis 3 Schalen aufteilen.
3. Die Erdbeeren vom Grün befreien und in Scheiben schneiden. Die Aprikosen entsteinen und in dünne Spalten schneiden.
4. Die Bowl mit den Erdbeeren, den Walnüssen, Aprikosen und den Basilikumsamen garnieren.

Zubereitungszeit: 25 Minuten

Buttermilch Frühstücks-Shake

Frühstück

Ergibt 2 - 3 Portionen

400ml	Buttermilch
1	Banane geschält
80g	Kirschen entsteint
2 EL	Haferflocken
1 MS	Vanillepulver
Prise	Salz

168	Kalorien
28g	Kohlenhydrate
10g	Proteine
2g	Fette

1. Alle Zutaten in einen Blender geben und gut mixen.
2. Den Shake auf 2 bis 3 Gläser aufteilen und am besten sofort trinken. Der Shake kann aber auch im Kühlschrank aufbewahrt und in einer Flasche mit zur Arbeit genommen werden.

Zubereitungszeit: 10 Minuten

Grüner Breakfast Smoothie

Frühstück

Ergibt 2 - 3 Portionen

1	grüner Apfel
150g	Pak Choi
½	Avocado
1	Bund Koriander
2 EL	Limettensaft
2 EL	Weizenkleie
400ml	grüner Tee kalt

183	Kalorien
19g	Kohlenhydrate
3g	Proteine
9g	Fette

1. Den Apfel vierteln und entkernen.
2. Beim Pak Choi den Strunk abschneiden.
3. Die Avocado schälen.
4. Alle Zutaten in den Blender geben und fein mixen.

Zubereitungszeit: 10 Minuten

HAFERFLOCKEN PANCAKES

ERGIBT 2 - 3 PORTIONEN

1	Banane
80g	Haferflocken
80g	Dinkelmehl
1 TL	Weinstein Backpulver
100ml	Haferdrink
Etwas	Butter

395	Kalorien
68g	Kohlenhydrate
12g	Proteine
7g	Fette

1. Die Banane mit Haferflocken, Dinkelmehl, Backpulver und Haferdrink in ein hohes Gefäß geben und mit einem Stabmixer fein mixen.
2. Für 5 Minuten stehen lassen.
3. Die Butter in einer Pfanne erhitzen und für 2 Minuten pro Seite 8 – 10 Pancakes backen.

Zubereitungszeit: 15 Minuten

BUCHWEIZEN PALATSCHINKEN SÜß

ERGIBT 2 - 3 PORTIONEN

150ml	Milch
70g	Buchweizenmehl
1	Ei
½ TL	Vanillezucker
1 TL	Butter
2 EL	Joghurt
2 EL	Himbeermarmelade
Etwas	Puderzucker

244	Kalorien
39g	Kohlenhydrate
7g	Proteine
6g	Fette

1. Die Milch mit dem Buchweizenmehl, dem Ei und Vanillezucker verrühren.
2. Die Butter in einer Pfanne erhitzen und 4 kleine Palatschinken backen.
3. Den Joghurt mit der Himbeermarmelade verrühren und die fertigen Palatschinken damit einstreichen. Einrollen und zum Anrichten mit dem Puderzucker bestäuben.

Zubereitungszeit: 15 Minuten

FRÜHSTÜCK

BUCHWEIZEN PALATSCHINKEN PIKANT

ERGIBT	2 - 3 PORTIONEN
130ml	Mandelmilch
70g	Buchweizenmehl
2	Eier
Etwas	Salz
Etwas	Pfeffer
1 EL	Olivenöl
Prise	Muskatnuss
3 EL	Frischkäse
20g	Spinat
1	Tomate

279	Kalorien
35g	Kohlenhydrate
8g	Proteine
12g	Fette

1. Die Mandelmilch mit dem Buchweizenmehl, den Eiern, Salz und Pfeffer verrühren.
2. Für 5 Minuten stehen lassen.
3. Das Olivenöl in der Pfanne erhitzen und 4 kleine Palatschinken backen.
4. Den Spinat grob schneiden. Die Tomaten in kleine Würfel schneiden.
5. Den Frischkäse mit dem Spinat, den Tomatenwürfeln, Salz und Pfeffer glatt rühren.
6. Die Palatschinken mit der Masse bestreichen und einrollen.

Zubereitungszeit: 10 Minuten

Asia Reissuppe -Khao Cha

Frühstück

Ergibt 2 - 3 Portionen

300ml	Gemüsebrühe
1	Apfelessig
1	helle Sojasauce
120g	gekochter Reis
½ TL	Chiliflocken
2 EL	Koriander
1	Frühlingszwiebel
2 EL	gehackte Erdnüsse geröstet

149	Kalorien
19g	Kohlenhydrate
5g	Proteine
5g	Fette

1. Die Gemüsebrühe mit dem Apfelessig, der Sojasauce, dem Reis und den Chiliflocken in einen Topf geben.
2. Für 5 Minuten kochen lassen.
3. Den Koriander grob hacken. Die Frühlingszwiebel in Ringe schneiden.
4. Die Suppe zum Anrichten mit dem Koriander, den Frühlingszwiebelringen und den Erdnüssen bestreuen und garnieren.

Zubereitungszeit: 15 Minuten

Suppen

SUPPEN

KALTE GURKENSUPPE

ERGIBT	2 - 3 PORTIONEN
3	Gurken
1	Bund Dill
200g	Joghurt
Etwas	Salz
Etwas	Pfeffer
Prise	Kardamom
1 MS	Cayennepfeffer
Etwas	Olivenöl

96	Kalorien
10g	Kohlenhydrate
5g	Proteine
4g	Fette

1. Die Gurken zusammen mit dem Dill entsaften. Dazu einfach durch den Slow Juicer oder den Zentrifugal Entsafter laufen lassen.
2. Alle Zutaten in eine Schüssel geben und gut verrühren.
3. Für eine Stunde in den Tiefkühler stellen.
4. Zum Anrichten mit etwas Olivenöl beträufeln.

Zubereitungszeit: 10 Minuten plus Kühlzeit

SUPPE MIT PAPRIKA UND KICHERERBSEN

ERGIBT 2 - 3 PORTIONEN

½	rote Zwiebel
1	Zehe Knoblauch
2	rote Paprika
1 TL	Olivenöl
1 TL	Paprikapaste
20ml	Orangensaft
400ml	Gemüsebrühe
½ TL	Kreuzkümmel und Koriander gemahlen
Etwas	Salz und Pfeffer
100g	Kichererbsen gegart

169	Kalorien
21g	Kohlenhydrate
6g	Proteine
5g	Fette

1. Die Zwiebel und den Knoblauch schälen und fein hacken. Die Paprika in kleine Stücke schneiden.
2. Das Olivenöl in einem kleinen Topf erhitzen und die Zwiebel, den Knoblauch und die Paprika darin anschwitzen. Die Paprikapaste dazu geben und kurz mitrösten.
3. Mit dem Orangensaft ablöschen und mit der Gemüsebrühe aufgießen.
4. Mit Kreuzkümmel, Koriander, Salz und Pfeffer würzen und abschmecken.
5. Für 15 Minuten bei mittlerer Hitze köcheln und mit einem Stabmixer fein pürieren.
6. Die Kichererbsen dazu geben und für 5 Minuten in der Suppe ziehen lassen.

Zubereitungszeit: 30 Minuten

FENCHELSUPPE MIT ORANGEN

ERGIBT 2 - 3 PORTIONEN

200g	Fenchel
1	Schalotte
1 MS	Fenchelsamen
1 TL	Olivenöl
50ml	Orangensaft
500ml	Gemüsebrühe
1	Orange filetiert
Etwas	Salz
Etwas	Pfeffer
1 MS	Vanillezucker
2 TL	Liebstöckel gehackt

72	Kalorien
10g	Kohlenhydrate
4g	Proteine
1g	Fette

1. Den Fenchel in dünne Streifen schneiden. Die Schalotte schälen und in Streifen schneiden.
2. Das Olivenöl in einem Topf erhitzen und den Fenchel, die Schalotte und die Fenchelsamen darin hell anschwitzen.
3. Mit dem Orangensaft ablöschen und mit der Gemüsebrühe aufgießen. Für 10 Minuten kochen lassen.
4. Die Orangenfilets dazugeben. Mit Salz, Pfeffer und Vanillezucker abschmecken.
5. Zum Anrichten mit dem Liebstöckel bestreuen.

Zubereitungszeit: 20 Minuten

SCHARFE SUPPE MIT KAROTTE, PAPAYA UND LIMETTE

ERGIBT 2 - 3 PORTIONEN

120g	Karotten
1	Zehe Knoblauch
½ TL	Ingwer gerieben
½ TL	rote Currypaste
1 TL	Kokosöl
400ml	Gemüsebrühe
120g	Papaya
Etwas	Salz
Etwas	Pfeffer
2 EL	Limettensaft
½ TL	Limettenabrieb

62	Kalorien
10g	Kohlenhydrate
1g	Proteine
1g	Fette

1. Die Karotte grob schneiden. Den Knoblauch schälen und in Scheiben schneiden.
2. Die Karotten mit dem Knoblauch, dem Ingwer und der Currypaste im heißen Kokosöl anbraten.
3. Mit der Gemüsebrühe aufgießen und für 15 Minuten weich kochen.
4. Die Papaya schälen, grob schneiden und mit in den Topf geben.
5. Mit einem Stabmixer fein mixen. Mit Salz, Pfeffer und Limettensaft abschmecken.
6. Zum Anrichten mit dem Limettenabrieb garnieren.

Zubereitungszeit: 25 Minuten

KALTE, SPICY TOMATENSUPPE

ERGIBT 2 - 3 PORTIONEN

400g	passierte Tomaten
1	Zehe Knoblauch
½ cm	Ingwer
1	kleine Chili
2 EL	Weißwein
1 EL	Ahornsirup
1 TL	Oregano
Etwas	Salz, Pfeffer
8	Kirschtomaten
Etwas	Basilikum

189	Kalorien
23g	Kohlenhydrate
6g	Proteine
7g	Fette

1. Die passierten Tomaten mit dem geschälten Knoblauch, Ingwer, Chili, Weißwein, Ahornsirup, Oregano, Salz und Pfeffer in eine Schüssel geben und mit dem Stabmixer fein mixen.
2. Für eine Stunde in den Kühlschrank stellen.
3. Die Kirschtomaten vierteln.
4. Die kalte Tomatensuppe in Teller füllen. Die Kirschtomaten in die Suppe geben und mit Basilikum garnieren.

Zubereitungszeit: 10 Minuten plus Kühlzeit

DINKELGRIEß CREMESUPPE

ERGIBT 2 - 3 PORTIONEN

70g	Dinkelgrieß
1 TL	Butter
500ml	Gemüsebrühe
Etwas	Salz
Etwas	Pfeffer
Etwas	Muskatnuss
2	Eier

203	Kalorien
27g	Kohlenhydrate
8g	Proteine
8g	Fette

1. Den Dinkelgrieß in der heißen Butter leicht anschwitzen und mit der Gemüsebrühe aufgießen.
2. Mit Salz, Pfeffer und Muskatnuss würzen. Die Suppe bei mittlerer Hitze für etwa 10 Minuten kochen lassen. Dabei gelegentlich umrühren.
3. Die Eier verquirlen und kurz vor dem Anrichten in die Suppe rühren.
4. Vom Herd nehmen und 1 Minute ziehen lassen, dann anrichten.

Zubereitungszeit: 20 Minuten

KÜRBISSUPPE MIT APFEL

ERGIBT 2 - 3 PORTIONEN

150g	Hokkaido Kürbis
1	Schalotte
½ TL	Currypulver
1 TL	Kokosöl
100ml	Apfelsaft
400ml	Gemüsebrühe
Etwas	Salz
Etwas	Pfeffer
1 MS	Chilipulver
1 MS	Zimt gemahlen
½	Apfel
2 TL	Kürbiskernöl

176	Kalorien
26g	Kohlenhydrate
2g	Proteine
7g	Fette

1. Den Kürbis in 3 cm große Stücke schneiden. Die Schalotte schälen und grob schneiden.
2. Das Kokosöl im Topf erhitzen und den Kürbis, die Schalotte und das Currypulver anbraten.
3. Mit dem Apfelsaft und der Gemüsebrühe auffüllen. Den Kürbis bei mittlerer Hitze für etwa 15 Minuten weich kochen.
4. Mit Salz, Pfeffer, Chilipulver und Zimt würzen.
5. Die Suppe mit einem Stabmixer fein pürieren und anrichten.
6. Den Apfel über die Suppe raspeln und mit dem Kürbiskernöl beträufeln.

Zubereitungszeit: 25 Minuten

BROTSUPPE

ERGIBT 2 - 3 PORTIONEN

100g	alte Schwarzbrot-scheiben
1 EL	Butterschmalz
400ml	Gemüsebrühe
Etwas	Salz
Etwas	Pfeffer
100g	saure Sahne
2 EL	Schnittlauch

1. Das Brot grob zerbrechen und im heißen Butterschmalz anbraten. Mit der Gemüsebrühe aufgießen.
2. Mit Salz, Pfeffer würzen und für 5 Minuten kochen lassen.
3. Die saure Sahne dazu geben und mit einem Mixstab fein mixen.
4. Die Suppe anrichten und mit dem Schnittlauch bestreuen.

209	Kalorien
19g	Kohlenhydrate
7g	Proteine
11g	Fette

Zubereitungszeit: 15 Minuten

PETERSILIENSUPPE MIT SPECK

ERGIBT 2 - 3 PORTIONEN

200g	Petersilienwurzel
1 TL	Honig
1 EL	Butter
1 EL	Mehl
450ml	Gemüsebrühe
50ml	Sahne
Etwas	Salz
Etwas	Pfeffer
Etwas	Muskatnuss
2 EL	Speckwürfel

172	Kalorien
15g	Kohlenhydrate
8g	Proteine
9g	Fette

1. Die Petersilienwurzel schälen und in 1 cm große Würfel schneiden.
2. Die Petersilienwurzel mit dem Honig und der Butter in einen Topf geben und leicht karamellisieren lassen.
3. Mit Mehl stauben, verrühren und hell anschwitzen. Mit der Gemüsebrühe aufgießen und bei mittlerer Hitze für 10 Minuten kochen lassen.
4. Mit der Sahne auffüllen und mit Salz, Pfeffer und Muskatnuss würzen.
5. Die Speckwürfel in eine Pfanne geben und langsam erhitzen. Den Speck darin knusprig braten.
6. Die Suppe anrichten und den Speck samt Fett auf der Suppe verteilen.

Zubereitungszeit: 25 Minuten

KNOBLAUCHSUPPE MIT INGWER

ERGIBT 2 - 3 PORTIONEN

3	Zehen Knoblauch
2cm	Ingwer
1 TL	Butter
2 EL	Weißwein
250ml	Gemüsebrühe
300ml	Sahne
Etwas	Salz
1 MS	Cayennepfeffer
2 EL	Liebstöckel

305	Kalorien
11g	Kohlenhydrate
4g	Proteine
27g	Fette

1. Den Knoblauch schälen. Den Knoblauch und den Ingwer fein reiben.
2. In der heißen Butter hell anschwitzen.
3. Mit dem Weißwein ablöschen und mit der Gemüsebrühe und Sahne aufgießen.
4. Mit Salz und Cayennepfeffer abschmecken.
5. Zum Anrichten mit dem gehackten Liebstöckel garnieren.

Zubereitungszeit: 10 Minuten

Salate

FELDSALAT MIT HUHN UND SPECK

ERGIBT 2 - 3 PORTIONEN

200g	Feldsalat
100g	Speckstreifen
300g	Hühnerbrust
1 EL	Olivenöl
Etwas	Salz und Pfeffer
3 EL	Himbeeressig
2 EL	Kerbel

419	Kalorien
3g	Kohlenhydrate
42g	Proteine
27g	Fette

1. Den Feldsalat gut waschen und trocken schleudern.
2. Die Speckstreifen mit der in Streifen geschnittenen Hühnerbrust im heißen Olivenöl scharf anbraten. Mit Salz und Pfeffer würzen.
3. Den Feldsalat auf den Tellern anrichten und mit dem Himbeeressig beträufeln.
4. Den Speck mit der Hühnerbrust und Bratfett über dem Salat verteilen.
5. Den Kerbel grob hacken und darüber streuen.

Zubereitungszeit: 10 Minuten

SALAT MIT ORANGE, BIRNE UND KAROTTE

ERGIBT 2 - 3 PORTIONEN

1	gelbe Karotte
1	lila Urkarotte
1	Birne
2	Orangen filetiert
1	Frühlingszwiebel
2 EL	Apfelessig
Etwas	Salz
Etwas	Pfeffer
100g	Creme Fraiche

234	Kalorien
18g	Kohlenhydrate
3g	Proteine
16g	Fette

1. Die Karotten grob raspeln. Die Birne entkernen und raspeln. Die Frühlingszwiebel in 5 mm große Stücke schneiden.
2. Alle Zutaten in eine Schüssel geben und gut vermischen.
3. Für 20 Minuten durchziehen lassen und anrichten.

Zubereitungszeit: 30 Minuten

SALAT MIT CHILI UND GARNELEN

ERGIBT 2 - 3 PORTIONEN

6	Romanaherzen
1 EL	Olivenöl
Etwas	Salz
Etwas	Pfeffer
Prise	Zucker
2 EL	Weißweinessig
400g	Garnelen ohne Schale
1	Chili
1 EL	Butter
2 EL	Basilikum

271	Kalorien
6g	Kohlenhydrate
43g	Proteine
7g	Fette

1. Die Romanaherzen der Länge nach sechsteln und im heißen Olivenöl für 3 bis 4 Minuten anbraten. Mit Salz, Pfeffer und Zucker würzen.
2. Auf Tellern anrichten und mit dem Weißweinessig beträufeln.
3. Die Butter in derselben Pfanne erhitzen und die Garnelen mit der in Streifen geschnittenen Chili für 3 Minuten anbraten.
4. Auf den lauwarmen Romanaherzen anrichten und mit dem Basilikum garnieren.

Zubereitungszeit: 15 Minuten

NUDELSALAT MIT FETA

ERGIBT 2 - 3 PORTIONEN

100g	Spiralnudeln
150g	Löwenzahn
1	gelbe Paprika
10	Kirschtomaten
2 EL	Olivenöl
2 EL	Aprikosenessig
Etwas	Salz
Etwas	Pfeffer
150g	Feta

459	Kalorien
36g	Kohlenhydrate
21g	Proteine
24g	Fette

1. Die Nudeln nach Packungsanweisung kochen und auskühlen lassen.
2. Den Löwenzahn waschen und grob schneiden.
3. Die Paprika in 1 cm große Würfel schneiden. Die Tomaten vierteln.
4. Alle Zutaten außer dem Feta in eine Schüssel geben und vermischen.
5. Den Salat anrichten und den Feta darüber bröseln.

Zubereitungszeit: 25 Minuten

ARABISCHER COUSCOUS SALAT

ERGIBT 2 - 3 PORTIONEN

50g	Couscous
100ml	Tomatensaft
½ TL	Ras el Hanout
1 MS	Kreuzkümmel
½ TL	Selleriesalz
½ TL	Zimt gemahlen
½ TL	Ingwerpulver
½	Gurke
1	Stange Staudensellerie
3	Datteln
2 EL	Zitronensaft
10	Blätter Minze
2 EL	Walnussöl

207	Kalorien
28g	Kohlenhydrate
4g	Proteine
8g	Fette

1. Den Couscous kurz abwaschen und in eine Schüssel geben.
2. Den Tomatensaft mit dem Ras el Hanout, Kreuzkümmel, Selleriesalz und Ingwerpulver in einen Topf geben und erhitzen. Für 3 Minuten kochen lassen und über den Couscous gießen. Für 10 Minuten ziehen lassen.
3. Den Couscous mit einer Gabel auflockern und auskühlen lassen.
4. Die Gurken und den Staudensellerie in kleine Würfel schneiden. Die Dattel fein hacken.
5. Gurken, Staudensellerie, Datteln, Zitronensaft, Minze und Walnussöl untermengen und anrichten.

Zubereitungszeit: 20 Minuten

SALAT MIT ROTEM REIS UND THUNFISCH

ERGIBT 2 - 3 PORTIONEN

100g	roter Reis
200ml	Gemüsebrühe
½	Zucchini
100g	Mais
1	Frühlingszwiebel
½	Bund Koriander
Etwas	Salz, Pfeffer
2 EL	Apfelessig
1 EL	Kokosöl
300g	Thunfisch (frisch)
2 EL	Sojasauce
1 TL	Ahornsirup
1 EL	Limettensaft
1 EL	Sesamöl

420	Kalorien
26g	Kohlenhydrate
36g	Proteine
18g	Fette

1. Den Reis am Vortag mit der Gemüsebrühe im Reiskocher vorkochen.
2. Die Zucchini klein würfeln. Die Frühlingszwiebel in Ringe schneiden und den Koriander grob hacken.
3. Den Reis mit der Zucchini, Mais, Frühlingszwiebel, Koriander, Salz, Pfeffer, Apfelessig und Kokosöl in eine Schüssel geben und vermischen.
4. Die Sojasauce mit dem Ahornsirup, Limettensaft und Sesamöl vermischen und den Thunfisch damit einpinseln.
5. Den Thunfisch in einer Grillpfanne für 90 Sekunden je Seite grillen.
6. Den Reissalat anrichten, den Thunfisch in Scheiben schneiden und darauf legen.

Zubereitungszeit: 30 Minuten

RINDFLEISCHSALAT THAI STYLE

ERGIBT 2 - 3 PORTIONEN

500g	Rumpsteaks
Etwas	Salz, Pfeffer
2	rote Zwiebeln
2	Frühlingszwiebeln
½	Gurke
2	Tomaten
10	Blätter Minze
½	Bund Koriander
2 EL	Fischsauce
1 EL	Sweet Chilisauce
2 EL	Limettensaft

348	Kalorien
11g	Kohlenhydrate
57g	Proteine
8g	Fette

1. Die Steaks salzen, pfeffern und in einer heißen Grillpfanne ohne Fett für 3 Minuten je Seite grillen. Für 5 Minuten ruhen lassen und in 5 mm dicke Scheiben schneiden.
2. Die Zwiebeln in Streifen schneiden. Die Frühlingszwiebeln in Ringe schneiden und die Gurke und die Tomaten klein würfeln. Den Koriander grob hacken.
3. Alle Zutaten in eine Schüssel geben und vermischen.
4. Für 5 Minuten durchziehen lassen und anrichten.

Zubereitungszeit: 25 Minuten

LINSENSALAT MIT BIRNE UND STAUDENSELLERIE

ERGIBT 2 - 3 PORTIONEN

1	Dose braune Linsen
1	Birne
1	Stange Staudensellerie
2	getrocknete Tomaten
2	getrocknete Aprikosen
100g	Babyblattspinat
2 EL	Sherryessig
1 EL	Olivenöl
Etwas	Salz, Pfeffer
Einige	Radicchio Blätter

312	Kalorien
41g	Kohlenhydrate
17g	Proteine
6g	Fette

1. Die Linsen gut abwaschen. Die Birne raspeln. Den Staudensellerie in kleine Würfel schneiden. Die Tomaten und die Aprikosen in feine Streifen schneiden.
2. Den Radicchio waschen, trocken schleudern und auf den Tellern als Beet platzieren.
3. Die restlichen Zutaten in eine Schüssel geben und gut vermischen.
4. Für 10 Minuten durchziehen lassen und auf dem Radicchio anrichten.

Zubereitungszeit: 25 Minuten

SELLERIESALAT MIT BIRNE

ERGIBT 2 - 3 PORTIONEN

200g	Sellerie
200g	Birne
80g	Walnüsse
2cl	Gin
80g	Mayonnaise
3 EL	saure Sahne
1 EL	Liebstöckel
1 EL	Petersilie
Etwas	Salz
1 MS	Cayennepfeffer
2 EL	Zitronensaft

444	Kalorien
28g	Kohlenhydrate
10g	Proteine
30g	Fette

1. Den Sellerie und die Birne schälen und raspeln.
2. Die Nüsse grob hacken. Die Kräuter grob hacken.
3. Alle Zutaten in eine Schüssel geben und gut vermischen.
4. Für eine Stunde kalt stellen und durchziehen lassen.

Zubereitungszeit: 10 Minuten

Fischstäbchen Salat

ERGIBT 2 - 3 PORTIONEN

12	Fischstäbchen
1	rote Zwiebel
1	Zehe Knoblauch
1	Chili
2	Tomaten
2 EL	Limettensaft
2 EL	Fischsauce
½ TL	Zucker
1	Bund Koriander

498	Kalorien
22g	Kohlenhydrate
37g	Proteine
28g	Fette

1. Die Fischstäbchen laut Packungsanweisung im Ofen backen. Auskühlen lassen und in 3 cm große Stücke schneiden.
2. Die Zwiebel und den Knoblauch schälen und in Scheiben schneiden. Den Chili in feine Ringe schneiden. Die Tomaten in dünne Spalten schneiden. Den Koriander grob hacken.
3. Alle Zutaten in eine Schüssel geben und vorsichtig durchmischen.
4. Anrichten und genießen.

Zubereitungszeit: 10 Minuten

Hauptgerichte

Lachssteak mit Speckbohnen

Hauptgerichte

Ergibt 2 - 3 Portionen

2	Lachssteaks á 200g
Etwas	Salz, Pfeffer
1 EL	Kokosöl
1	Schalotte
100g	Bauchspeck
300g	grüne Bohnen
½ TL	Bohnenkraut
100ml	Gemüsebrühe
3 EL	Kräuterbutter

706	Kalorien
7g	Kohlenhydrate
59g	Proteine
48g	Fette

1. Die Lachssteaks salzen und pfeffern. Das Kokosöl in einer Pfanne erhitzen und die Lachssteaks für 2 Minuten je Seite anbraten. Im Backofen bei 100° Celsius für 10 Minuten fertig garen.
2. Die Schalotte und den Speck in Streifen schneiden und goldbraun in einer Pfanne braten.
3. Die Bohnen dazu geben. Mit Salz, Pfeffer und Bohnenkraut würzen. Mit der Gemüsebrühe aufgießen und die Bohnen für 4 Minuten garen.
4. Einen Esslöffel Kräuterbutter zu den Bohnen geben, um die Brühe leicht zu binden.
5. Die Bohnen anrichten und den Lachs auf die Bohnen legen.
6. Die restliche Kräuterbutter auf dem Lachs verteilen.

Zubereitungszeit: 20 Minuten

Forelle auf roter Bete Carpaccio

Ergibt 2 - 3 Portionen

360g	geräucherte Forelle
2 TL	Blutorangensaft
1 TL	Thymianblättchen
200g	Rote Bete gekocht
2 EL	Balsamico Essig
2 EL	Knoblauchöl
Etwas	Grobes Meersalz
Etwas	Pfeffer
Etwas	Frischer Meerrettich

325	Kalorien
14g	Kohlenhydrate
37g	Proteine
13g	Fette

1. Die Forellen mit dem Blutorangensaft einpinseln und mit dem Thymian bestreuen.
2. Im Backofen bei 80° Celsius für 10 Minuten erwärmen.
3. Die rote Bete schälen und mit einer Aufschnittmaschine in hauchdünne Scheiben schneiden. Alternativ mit einem scharfen Messer.
4. Die rote Bete auf den Tellern leicht überlappend auflegen. Mit dem Balsamico Essig und dem Knoblauchöl beträufeln. Mit dem Meersalz und Pfeffer kräftig würzen.
5. Die Forelle aus dem Ofen nehmen und darauf legen.
6. Zum Anrichten großzügig mit geriebenem Meerrettich bestreuen.

Zubereitungszeit: 15 Minuten

Seeteufel mit Radieschen-Salat

Ergibt 2 - 3 Portionen

400g	Seeteufelfilets
2 TL	Olivenöl
Etwas	Salz und Steakpfeffer
6	Scheiben Zitrone
1	Bund Radieschen
100g	Sauerrahm
1 EL	Himbeeressig

1. Den Seeteufel mit Olivenöl einpinseln und mit Salz und Steakpfeffer kräftig würzen.
2. Die Zitronenscheiben in eine feuerfeste Form legen und den Seeteufel drauf legen.
3. Im vorgeheizten Ofen bei 200° Celsius für 15 Minuten garen.
4. Das Radieschengrün wegschneiden und das Grün in feine Streifen schneiden. Die Radieschen fein raspeln.
5. Das Radieschengrün und die Radieschen mit dem Sauerrahm, dem Himbeeressig und mit dem Salz in eine Schüssel geben und gut vermischen.
6. Den Seeteufel gemeinsam mit dem Radieschensalat anrichten.

303	Kalorien
5g	Kohlenhydrate
37g	Proteine
15g	Fette

Zubereitungszeit: 25 Minuten

ROTBARSCH AUF KÄSESPINAT

ERGIBT 2 - 3 PORTIONEN

1	Schalotte
1	Zehe Knoblauch
1 TL	Butter
200g	Blattspinat
½ TL	Rosmarin gehackt
Etwas	Salz und Pfeffer
Prise	Muskatnuss
1 MS	Chilipulver
200g	Frischkäse
4	Rotbarschfilets
2 EL	Parmesan gerieben

387	Kalorien
53g	Kohlenhydrate
14g	Proteine
10g	Fette

1. Die Schalotte und den Knoblauch schälen und fein würfeln. In der heißen Butter glasig anschwitzen lassen.
2. Den Blattspinat dazu geben und kurz mitbraten, bis er leicht zusammenfällt.
3. Mit Rosmarin, Salz, Pfeffer, Muskatnuss und Chilipulver würzen. Den Frischkäse einrühren.
4. Den Rotbarsch beidseitig salzen, pfeffern und auf den Spinat legen.
5. Die Pfanne mit einem Deckel verschließen und alles bei geringer Hitze für 10 Minuten garen lassen.
6. Zum Anrichten mit dem Parmesan bestreuen.

Zubereitungszeit: 20 Minuten

Kabeljau mit Ratatouille

Hauptgerichte

Ergibt 2 - 3 Portionen

1	Zucchini
100g	Aubergine
½	rote, gelbe Paprika
1	rote Zwiebel
400g	stückige Dosentomaten
1 EL	italienische Gewürze
Etwas	Salz, Pfeffer
½ TL	Zucker
400g	Kabeljau

259	Kalorien
12g	Kohlenhydrate
43g	Proteine
3g	Fette

1. Die Zucchini, Aubergine, Paprikas und Zwiebel in 2 cm große Stücke schneiden.
2. Mit den Tomaten, italienischen Gewürzen, Salz, Pfeffer und Zucker in eine Auflaufform geben und alles durchrühren.
3. Den Kabeljau salzen, pfeffern und auf das Gemüse legen.
4. Im Backofen bei 170° Celsius und Ober- und Unterhitze für 20 Minuten garen.

Zubereitungszeit: 30 Minuten

FISCHGRATIN

ERGIBT 2 - 3 PORTIONEN

400g	Steinbeißer oder Weißfisch Filet
Etwas	Salz, Pfeffer
1 TL	Olivenöl
3	Kartoffeln roh
4 EL	Hüttenkäse
1 EL	Kerbel gehackt
1 EL	Dill gehackt
100g	Cheddar

514	Kalorien
54g	Kohlenhydrate
23g	Proteine
21g	Fette

1. Den Steinbeißer oder ein anderes Fisch Filet salzen und pfeffern. Eine Auflaufform mit dem Olivenöl einpinseln und den Fisch in die Form legen.
2. Die Kartoffeln mit der Schale 40 Minuten kochen, aus dem Topf nehmen, unter kaltem Wasser abkühlen und schälen.
3. Die Kartoffeln mit einer Gabel zerdrücken und mit Hüttenkäse, Kerbel, Dill, Salz und Pfeffer vermischen.
4. Die Kartoffelcreme auf dem Steinbeißer verstreichen und mit dem Cheddar bestreuen.
5. Bei 200° Celsius und Ober- und Unterhitze im Backofen für 15 Minuten backen.

Zubereitungszeit: 25 Minuten

KABELJAU MIT ROTWEINTOMATE

ERGIBT 2 - 3 PORTIONEN

1	rote Zwiebel
1	Zehe Knoblauch
1 TL	Olivenöl
250g	stückige Dosentomaten
150ml	kräftiger Rotwein
1 MS	Vanillezucker
1 MS	Chilipulver
Etwas	Salz, Pfeffer
2 EL	Liebstöckel
400g	Kabeljau

294	Kalorien
43g	Kohlenhydrate
7g	Proteine
14g	Fette

1. Die Zwiebel und den Knoblauch schälen. In kleine Stücke schneiden und im heißen Olivenöl in einem flachen Topf glasig anschwitzen.
2. Mit den Tomaten und dem Rotwein auffüllen. Bei mittlerer Hitze für 10 Minuten köcheln lassen.
3. Mit Vanillezucker, Chilipulver, Salz und Pfeffer würzen. Den Liebstöckel dazugeben.
4. Den Kabeljau in 5 cm große Stücke schneiden und in die Sauce geben.
5. Im 200° Celsius heißen Backofen bei Ober- und Unterhitze für 15 Minuten backen.

Zubereitungszeit: 25 Minuten

Barsch in Walnuss-Panade

Hauptgerichte

Ergibt	2 - 3 Portionen
400g	Barschfilet
Etwas	Salz, Pfeffer
3 EL	Mehl
2	Eier
2 EL	Buttermilch
½ TL	Paprikapulver
4 EL	Paniermehl
4 EL	Walnüsse gerieben
½ TL	Majoran
Etwas	Butterschmalz zum Frittieren

434	Kalorien
48g	Kohlenhydrate
28g	Proteine
20g	Fette

1. Die Barschfilets salzen und pfeffern. Im Mehl wenden.
2. Die Eier mit der Buttermilch und dem Paprikapulver verrühren und den Barsch durchziehen.
3. Das Paniermehl mit den Walnüssen und dem Majoran vermischen und die Fischfilets darin wälzen. Die Panade leicht mit den Händen andrücken.
4. Das Butterschmalz auf 175° Celsius erhitzen und den Fisch darin goldbraun backen.

Zubereitungszeit: 20 Minuten

WELSFILET IN WURZELGEMÜSE-SUD

ERGIBT 2 - 3 PORTIONEN

100g	Karotte
100g	Sellerie
100g	Petersilienwurzel
100g	Zwiebel
50ml	Weißwein
20ml	Weinbrand
400ml	Fischfond
Etwas	Salz und Pfeffer
400g	Welsfilet
10g	Meerrettich
1	Frühlingszwiebel

307	Kalorien
41g	Kohlenhydrate
9g	Proteine
12g	Fette

1. Das Gemüse und die Zwiebel schälen und in feine Streifen schneiden.
2. Das Wurzelgemüse, die Zwiebel, Weißwein, Weinbrand und den Fischfond in einen flachen Topf geben. Erhitzen und für 5 Minuten kochen lassen.
3. Salzen und pfeffern. Die Welsfilets in den Sud legen und bei geringer Hitze für 15 Minuten leicht köcheln lassen.
4. Den Fisch in tiefen Tellern anrichten, mit Gemüse und Sud bedecken. Den Meerrettich darüber hobeln und mit der in Ringe geschnittenen Frühlingszwiebel bestreuen.

Zubereitungszeit: 30 Minuten

Zanderfilet mit Kartoffel-Creme

Ergibt	2 - 3 Portionen
400g	Zanderfilet
Etwas	Salz, Pfeffer
2	Zweige Rosmarin
1 EL	Butter
2	Zehen Knoblauch
1	Chili
150g	Kartoffel roh
1 TL	Zitronensaft
3 EL	Mayonnaise

299	Kalorien
46g	Kohlenhydrate
8g	Proteine
12g	Fette

1. Die Zanderfilets beidseitig salzen und pfeffern. Die Kartoffeln mit der Schale 40 Minuten kochen, aus dem Topf nehmen, unter kaltem Wasser abkühlen und schälen.
2. Die Butter mit dem Rosmarin in einer Pfanne erhitzen. Die Filets mit der Hautseite nach unten in die Pfanne legen. Den Zander für 3 bis 4 Minuten auf der Hautseite braten, die Pfanne vom Herd nehmen und für 2 Minuten ohne Hitze stehen lassen.
3. Den Knoblauch und den Chili fein hacken. Die Kartoffeln mit einer Presse fein zerdrücken.
4. Den Knoblauch mit Chili, Kartoffeln, Zitronensaft und Mayonnaise verrühren.
5. Den Zander anrichten und leicht mit der Kartoffelcreme bedecken.

Zubereitungszeit: 15 Minuten

TACO AUFLAUF

ERGIBT 2 - 3 PORTIONEN

1	rote Zwiebel
1	Zehe Knoblauch
1 EL	Olivenöl
200g	Hackfleisch
1 TL	Paprikapulver
½ TL	Chilipulver
200g	geschälte Tomaten
1 TL	Oregano
Etwas	Salz und Pfeffer
50g	Tacos
100g	alter Cheddar gerieben

590	Kalorien
39g	Kohlenhydrate
35g	Proteine
29g	Fette

1. Die Zwiebel und den Knoblauch schälen und fein hacken. Das Olivenöl in einer Pfanne erhitzen, die Zwiebel und den Knoblauch darin anschwitzen.
2. Das Hackfleisch dazu geben und goldbraun rösten. Paprikapulver, Chilipulver, Tomaten, Oregano, Salz und Pfeffer dazu geben. Für 10 Minuten dünsten lassen.
3. Die Tacos untermischen und in eine Auflaufform geben.
4. Mit dem Cheddar bestreuen und bei 220° Celsius im Backofen bei Ober- und Unterhitze für 5 Minuten backen.

Zubereitungszeit: 25 Minuten

Brotauflauf mit Schinken und Käse

Ergibt 2 - 3 Portionen

4	Brötchen vom Vortag
80g	Parmaschinken
120g	Mozzarella
2	Eier
200ml	Milch
100g	Frischkäse
½ TL	Basilikum getrocknet
½ TL	Thymian getrocknet
Etwas	Salz und Pfeffer
20g	Mozzarella gerieben
Etwas	Butter zum Ausfetten

482	Kalorien
40g	Kohlenhydrate
22g	Proteine
31g	Fette

1. Die Brötchen in 1 cm dicke Scheiben schneiden. Den Mozzarella in dünne Scheiben schneiden. Die Auflaufform mit Butter leicht ausfetten.
2. Die Brötchen mit dem Mozzarella und dem Parmaschinken hochkant in die Form schichten.
3. Die Eier mit Milch, Frischkäse, Basilikum, Thymian, Salz und Pfeffer verrühren und über die Brötchen gießen.
4. Mit dem geriebenen Mozzarella bestreuen.
5. Bei 180° Celsius im Backofen bei Umluft für 25 Minuten backen.

Zubereitungszeit: 35 Minuten

MAKKARONI MIT SALSICCIA TOMATEN UND KÄSE

ERGIBT 2 - 3 PORTIONEN

200g	Penne
120g	Salsiccia
1	rote Zwiebel
1	Chilischote
10	Kirschtomaten
10	schwarze Oliven
50ml	Rotwein
1 TL	italienische Gewürze
Etwas	Salz und Pfeffer
3 EL	Pecorino gerieben

655	Kalorien
55g	Kohlenhydrate
31g	Proteine
31g	Fette

1. Die Penne nach Packungsanweisung in reichlich Salzwasser kochen. Beim Abgießen 50 ml Kochwasser aufheben.
2. Die Salsiccia in Scheiben schneiden. Die Zwiebel in Streifen schneiden. Den Chili fein hacken. Die Salsiccia mit der Zwiebel und der Chili in eine heiße Pfanne geben und scharf anbraten.
3. Die Tomaten halbieren und mit den Oliven dazu geben. Mit Rotwein ablöschen.
4. Mit Salz, Pfeffer und italienischen Gewürzen abschmecken. Die Penne mit dem Kochwasser dazu geben.
5. In eine Auflaufform geben und mit dem Pecorino bestreuen.
6. Im Ofen bei 200° Celsius und Ober- und Unterhitze für 8 Minuten backen.

Zubereitungszeit: 35 Minuten

LAMMHACK-AUFLAUF MIT POLENTAKRUSTE

ERGIBT 2 - 3 PORTIONEN

2	Scheiben Toast
2 EL	Rotwein
1	Schalotte
2	Zehen Knoblauch
250g	Lammhackfleisch
2	Eier
1	Zucchini
2 EL	Curry-Ketchup
1 TL	Oregano
Etwas	Salz und Pfeffer
120ml	Mandelmilch
40g	Instant Polenta
2 TL	Kräuterbutter

355	Kalorien
34g	Kohlenhydrate
11g	Proteine
27g	Fette

1. Das Toastbrot im Rotwein einweichen. Die Zwiebel und den Knoblauch schälen und zusammen mit dem Toastbrot fein pürieren. Die Zwiebelpaste mit dem Lamm, einem Ei, der fein gewürfelten Zucchini, Curry-Ketchup, Oregano, Salz und Pfeffer in eine Schüssel geben und gut vermischen.
2. In eine Auflaufform geben und glatt streichen. Im Backofen bei 200° Celsius und Umluft für 20 Minuten vorbacken und aus dem Ofen nehmen.
3. Die Mandelmilch in einen Topf geben und erhitzen. Mit Salz und Pfeffer würzen. Den Polenta einrühren und für 3 bis 5 Minuten kochen, dabei immer rühren. Leicht auskühlen lassen und das zweite Ei einrühren.
4. Den Polenta auf das Lamm verteilen und glatt streichen. Die Kräuterbutter darauf verteilen.
5. Für weitere 15 Minuten bei 200° Celsius fertig backen.

Zubereitungszeit: 50 Minuten

Salbei Hühnerschnitzel mit Zitronen-Kartoffeln

Ergibt	2 - 3 Portionen
500g	Kartoffeln roh
2 EL	Zitronensaft
2 EL	Weißwein
30ml	Gemüsebrühe
Etwas	Salz und Pfeffer
1 EL	Zitronenmelisse
2 EL	Olivenöl
300g	Hühnerschnitzel
1 EL	Salbei getrocknet

387	Kalorien
37g	Kohlenhydrate
35g	Proteine
9g	Fette

1. Die Kartoffeln mit der Schale 40 Minuten kochen, aus dem Topf nehmen, unter kaltem Wasser abkühlen und schälen. Die Kartoffeln in 5 mm dicke Scheiben schneiden. Mit dem Zitronensaft, dem Weißwein, Gemüsebrühe, Salz und Pfeffer in einen Topf geben. Etwa 10 Minuten erhitzen und vom Herd nehmen.
2. Die Zitronenmelisse in Streifen schneiden und mit einem Esslöffel Olivenöl zu den Kartoffeln geben und durchschwenken.
3. Die Hühnerschnitzel dünn klopfen, salzen, pfeffern und mit dem Salbei einreiben.
4. Das restliche Olivenöl in einer Pfanne erhitzen und die Hühnerschnitzel für 1 Minute je Seite braten.
5. Die Hühnerschnitzel mit den lauwarmen Zitronenkartoffeln anrichten.

Zubereitungszeit: 20 Minuten

Bauern Cordon Bleu

Hauptgerichte

Ergibt 2 - 3 Portionen

2	Schweine-Schnitzel á 200 g
4	Scheiben rohen Schinken
1	rote Zwiebel
3 EL	Bergkäse gerieben
½	Majoran
Etwas	Salz und Pfeffer
2 EL	Mehl
2	Eier
60g	Paniermehl
Etwas	Schweineschmalz zum backen

490	Kalorien
58g	Kohlenhydrate
18g	Proteine
22g	Fette

1. Die Schnitzel dünn klopfen, salzen und pfeffern. Den Schinken auf die Schnitzel legen. Die Zwiebel schälen und in dünne Ringe schneiden. Auf dem Schinken verteilen. Den Käse auf der Zwiebel verteilen und mit dem Majoran bestreuen. Die Schnitzel zusammenklappen.
2. Im Mehl wälzen, durch die verrührten Eier ziehen und im Paniermehl wenden.
3. Das Schweineschmalz in einer Pfanne auf ungefähr 170° Celsius erhitzen und die Cordons Bleus darin für etwa 6 Minuten goldbraun backen.

Zubereitungszeit: 20 Minuten

Hauptgerichte

Ergibt	2 - 3 Portionen
400g	Putensteaks
1 EL	Olivenöl
2	Karotten
2	Äpfel
1	Zwiebel
200ml	Gemüsebrühe
1 MS	Nelkenpulver
1 MS	Ingwerpulver
1 MS	Pimentpulver
Etwas	Salz, Pfeffer
2 EL	Sauerrahm
1 EL	Petersilie

406	Kalorien
47g	Kohlenhydrate
26g	Proteine
11g	Fette

Putensteak auf Apfel-Karottengemüse

1. Die Karotten schälen und in Scheiben schneiden. Die Äpfel entkernen und in Spalten schneiden. Die Zwiebel schälen, halbieren und in Streifen schneiden.

2. Die Karotten mit Äpfeln, Zwiebel, Gemüsebrühe, Nelkenpulver, Ingwerpulver, Pimentpulver, Salz und Pfeffer in einen Topf geben. Erhitzen, mit einem Deckel verschließen und bei mittlerer Hitze für 15 Minuten köcheln lassen.

3. Den Sauerrahm einrühren und nochmal abschmecken.

4. Die Putensteaks beidseitig salzen und pfeffern. Im heißen Olivenöl die Putensteaks in einer Pfanne goldbraun braten.

5. Zum Anrichten mit der Petersilie bestreuen.

Zubereitungszeit: 25 Minuten

SCHWEINEFILET IN ORANGENSAUCE

ERGIBT 2 - 3 PORTIONEN

300g	Schweinefilet in Scheiben geschnitten
1 EL	Maismehl
2 EL	Butter
Etwas	Salz Pfeffer
1	Schalotte
1 MS	brauner Zucker
50ml	Orangensaft
100ml	Gemüsebrühe
1	Orange
½ TL	Thymian
2 EL	Creme Fraiche

325	Kalorien
30g	Kohlenhydrate
18g	Proteine
15g	Fette

1. Die Filets in Maismehl wenden. Ein Esslöffel Butter in einer Pfanne erhitzen und die Filets für eine Minute je Seite darin braten. Die Filets herausnehmen und auf einem Teller beiseite stellen.
2. Die Schalotte schälen und fein würfeln. Die restliche Butter in dieselbe Pfanne geben und die Schalotte mit dem Zucker darin nussbraun braten.
3. Mit dem Orangensaft ablöschen und mit der Gemüsebrühe aufgießen. Die Orange filetieren, das heißt, von Haut und Kernen befreien, und mit in die Sauce geben. Mit Salz, Pfeffer und Thymian würzen.
4. Die Creme Fraiche einrühren und die Filets mit in die Sauce geben. Für eine Minute in der Sauce ziehen lassen und anrichten.

Zubereitungszeit: 20 Minuten

KRAUTFLECKERL

ERGIBT 2 - 3 PORTIONEN

200g	Fleckerlnudeln
1	Zwiebel
200g	Hackfleisch
1 EL	Sonnenblumenöl
½ TL	Paprikapulver scharf
200g	Spitzkohl
150ml	Gemüsebrühe
150ml	Sahne
1 TL	Majoran
½ TL	Kreuzkümmel
Etwas	Salz und Pfeffer
2 EL	Liebstöckel

611	Kalorien
58g	Kohlenhydrate
26g	Proteine
32g	Fette

1. Die Nudeln nach Packungsanweisung in reichlich Salzwasser kochen.
2. Die Zwiebel schälen und klein schneiden. Die Zwiebel mit dem Hackfleisch im heißen Sonnenblumenöl gut braun anrösten. Mit dem Paprikapulver bestäuben und kurz mitbraten.
3. Den Spitzkohl in 2 cm große Stück schneiden und mit der Brühe dazugeben. Für 10 Minuten bei mittlerer Hitze köcheln lassen.
4. Mit der Sahne verfeinern. Mit Majoran, Kreuzkümmel, Salz, Pfeffer und Liebstöckel würzen und abschmecken.

Zubereitungszeit: 35 Minuten

Kümmelbraten mit Stöckelkraut

Ergibt 2 - 3 Portionen

500g	dünne Schweineschulter
Etwas	Salz und Pfeffer
1 TL	Majoran
2 EL	Kümmelsamen
½ TL	Knoblauchpulver
200ml	Bier
200ml	Gemüsebrühe
400g	Weißkraut
1 TL	Maismehl
1 EL	Wasser

360	Kalorien
42g	Kohlenhydrate
15g	Proteine
11g	Fette

1. Die Schweineschulter mit Salz, Pfeffer, Majoran, 1 EL Kümmel und Knoblauchpulver einreiben. In einen Bräter geben. Die Schulter bei 190° Celsius für 30 Minuten bei Ober- und Unterhitze im Backofen braten.
2. Das Weißkraut in 3 cm dicke Spalten schneiden. Mit dem restlichen Kümmel, Salz und Pfeffer würzen und zum Schweinebraten in die Bratform legen.
3. Mit Bier und Gemüsebrühe aufgießen. Bei 160° Celsius für weitere 30 Minuten braten.
4. Den Schweinebraten und das Kraut herausnehmen. Die Sauce mit Salz und Pfeffer abschmecken.
5. Das Maismehl mit dem Wasser verrühren und die Sauce damit abbinden. Dazu die Sauce in einer Pfanne aufkochen und das Maismehl mit dem Schneebesen zügig einrühren.

Zubereitungszeit: 75 Minuten

Kohlroulade mit Feta und Oliven

Hauptgerichte

Ergibt	2 - 3 Portionen
4	große Kohlblätter
250g	Hackfleisch
2 EL	Speckwürfel
2	Zehe Knoblauch
1 EL	Tomatenmark
½ TL	Senf
Je 1 TL	Oregano, Rosmarin
Etwas	Salz und Pfeffer
80g	Feta
5	grüne Oliven
1 EL	Petersilie
1 TL	Paprikapulver
400ml	Gemüsebrühe

491	Kalorien
5g	Kohlenhydrate
32g	Proteine
38g	Fette

1. Kohlblätter im heißen Salzwasser für eine Minute blanchieren, das bedeutet, nur kurz im köchelnden Wasser überbrühen. Danach mit Eiswasser abschrecken. Zwischen 2 Küchentücher legen und mit einem Nudelholz darüber rollen. So wird der Kohl schön weich.
2. Das Hackfleisch mit dem Speck, geriebenen Knoblauch, Tomatenmark, Senf, Oregano, Rosmarin, Salz, Pfeffer, gewürfelten Feta, gehackten Oliven und gehackten Petersilie in eine Schüssel geben und gut vermischen.
3. Diese Masse auf den Kohlblättern verteilen und einrollen. In eine feuerfeste Form geben. Mit der Gemüsebrühe aufgießen und mit dem Paprikapulver bestreuen.
4. Im Ofen bei 170° Celsius und Ober- und Unterhitze für 40 Minuten backen.

Zubereitungszeit: 60 Minuten

PAPRIKA-HUHN

ERGIBT	2 - 3 PORTIONEN
3	Hühnerkeulen
1	Zwiebel
1	Zehe Knoblauch
2	rote und eine gelbe Paprika
1 EL	Pflanzenöl
1 TL	Tomatenmark
1 TL	Paprikapulver geräuchert
2 EL	Apfelessig
300ml	Hühnerbrühe
1	Lorbeerblatt
1 TL	Oregano
Etwas	Salz und Pfeffer
100g	Saure Sahne

391	Kalorien
19g	Kohlenhydrate
47g	Proteine
12g	Fette

1. Die Hühnerkeulen enthäuten. Die Zwiebel und den Knoblauch schälen und klein schneiden. Die Paprika entkernen und in Streifen schneiden.
2. Die Zwiebel mit dem Knoblauch und den Paprikastreifen im heißen Pflanzenöl anbraten.
3. Das Tomatenmark und Paprikapulver mit rösten. Mit dem Apfelessig ablöschen und mit der Hühnerbrühe aufgießen. Aufkochen und die Hühnerkeulen, Lorbeerblatt, Oregano, Salz und Pfeffer dazu geben. Mit einem Deckel verschließen und bei geringer Hitze für 60 Minuten garen.
4. Die saure Sahne einrühren und mit Salz und Pfeffer abschmecken.

Zubereitungszeit: 75 Minuten

Bierhuhn

Ergibt 2 - 3 Portionen

1	Brathuhn
1	Dose Bier
2 EL	Olivenöl
1 TL	Ahornsirup
1 TL	Paprikapulver
½ TL	Rosmarin
½ TL	Senf
Etwas	Salz und Pfeffer

780	Kalorien
7g	Kohlenhydrate
103g	Proteine
37g	Fette

1. Das Huhn abwaschen und trocken tupfen.
2. 50 ml Bier mit Olivenöl, Ahornsirup, Paprikapulver, Rosmarin, Senf, Salz und Pfeffer in eine Schüssel geben und verrühren.
3. Das Huhn damit einpinseln und für 1 Stunde im Kühlschrank marinieren.
4. Die Bierdose auf ein tiefes Backblech stellen und das Huhn daraufstecken.
5. Bei 180° Celsius im Ofen bei Ober- und Unterhitze für etwa 50 Minuten braten. Gelegentlich mit dem Bratensaft übergießen.

Zubereitungszeit: 60 Minuten plus eine Stunde Marinierzeit

KALBSHAXE

ERGIBT 2 - 3 PORTIONEN

1	Kalbshaxe
Etwas	Salz und Pfeffer
1 EL	Olivenöl
1	Bund Suppengrün
1 TL	Puderzucker
½ TL	Tomatenmark
50ml	Weißwein
500ml	Kalbsfond
1	Bund Thymian
2	Lorbeerblätter
2 EL	eiskalte Butter

677	Kalorien
4g	Kohlenhydrate
85g	Proteine
36g	Fette

1. Die Kalbshaxe kräftig mit Salz und Pfeffer würzen. Das Olivenöl in einem Bräter erhitzen und die Kalbshaxe darin rundherum scharf anbraten. Aus dem Bräter nehmen und beiseite stellen.
2. Das Suppengrün klein schneiden und im Bräter anrösten. Den Puderzucker und das Tomatenmark dazugeben und leicht karamellisieren lassen. Mit Weißwein und Kalbsfond aufgießen.
3. Den Thymian, Lorbeerblatt und die Kalbshaxe dazu geben. Bei 160° Celsius im Backrohr bei Ober- und Unterhitze für etwa 4 Stunden weich schmoren.
4. Die Haxe vom Knochen lösen und in Scheiben schneiden. Die Sauce in einen Topf durch ein Sieb abseihen. Die Butter dazu geben und mit einem Schneebesen einrühren. Die Sauce abschmecken.
5. Bleibt Haxe übrig, am nächsten Tag kalt in der Semmel genießen.

Zubereitungszeit: 4,5 Stunden

Geschmorter Zwiebelrostbraten

Ergibt	2 - 3 Portionen
400g	Rostbraten
Etwas	Salz und Pfeffer
1 EL	Senf
2 TL	Mehl
1 EL	Sonnenblumenöl
300g	Zwiebel
2 EL	Balsamicoessig
400ml	Rinderbrühe
1 TL	Majoran
1 MS	Kreuzkümmel gemahlen
1	Gemüsezwiebel
2 EL	Maismehl
Etwas	Öl zum Frittieren

417	Kalorien
19g	Kohlenhydrate
46g	Proteine
17g	Fette

1. Das Fleisch dünn klopfen. Beidseitig salzen und pfeffern. Eine Seite mit Senf einstreichen. Den Senf mit dem Mehl bestäuben. Das Sonnenblumenöl in einer Pfanne erhitzen.
2. Den Rostbraten mit der Mehlseite nach unten in die Pfanne legen. Jede Seite für etwa eine Minute braten. Den Rostbraten heraus nehmen und beiseite stellen. Die Zwiebel schälen, in Streifen schneiden und in der Pfanne goldbraun braten.
3. Mit Balsamico Essig ablöschen und mit der Brühe aufgießen.
4. Majoran, Kreuzkümmel und das Fleisch dazu geben. Mit einem Deckel verschließen und bei mittlerer Hitze für 30 Minuten schmoren lassen.
5. Die Gemüsezwiebel in dünne Ringe schneiden, in Mehl wälzen und im 170° Celsius heißen Öl goldbraun frittieren.
6. Die Sauce abschmecken und das Fleisch mit den knusprigen Zwiebel, Sauce und am besten mit Bratkartoffeln anrichten.

Zubereitungszeit: 45 Minuten

SIZILIANISCHER RINDERBRATEN

ERGIBT	2 - 3 PORTIONEN
500g	Rinderoberschale
Etwas	Salz und Pfeffer
50g	Bauchspeck
1	Zwiebel
1 TL	Tomatenmark
100ml	Rotwein
500ml	Gemüsebrühe
3 EL	Kapern
3	Sardellenfilets
6	getrocknete Tomaten
2	Zweige Rosmarin und Thymian
1	Lorbeerblatt
1 EL	Maismehl

460	Kalorien
6g	Kohlenhydrate
64g	Proteine
16g	Fette

1. Den Römertopf für 20 Minuten ins Wasser stellen und danach trocken tupfen. Alternativ eine Auflaufform mit Deckel verwenden.
2. Das Rindfleisch salzen, pfeffern und mit den restlichen Zutaten außer dem Maismehl in den kalten Ofen stellen.
3. Den Ofen auf 180° Celsius erhitzen und alles bei Ober- und Unterhitze für 2 Stunden weich schmoren. Den Braten aus dem Römertopf nehmen und in 1 cm dicke Scheiben schneiden.
4. Das Maismehl mit etwas Wasser verrühren. In die Sauce gießen und zum Binden verrühren.
5. Mit Salz und Pfeffer abschmecken. Zum Anrichten das Fleisch mit der Sauce übergießen.

Zubereitungszeit: 2,5 Stunden

Gegrilltes Kotelett

Hauptgerichte

Ergibt	2 - 3 Portionen
2	Schweinekotelett
2 EL	Sojasauce
1 EL	Rapsöl
½ TL	Paprikapulver edelsüß
1 TL	Balsamicoessig
Etwas	Pfeffer
Etwas	Kräuterbutter

408	Kalorien
6g	Kohlenhydrate
41g	Proteine
24g	Fette

1. Das Kotelett abwaschen und trocken tupfen.
2. Die Sojasauce mit Rapsöl, Paprikapulver, Balsamico und Pfeffer verrühren. Die Koteletts damit einpinseln.
3. Eine Grillpfanne stark erhitzen und für 2 Minuten je Seite grillen. Das Fleisch in den Ofen auf den Grillrost legen und bei 100° Celsius für 10-15 Minuten garen.
4. Zum Anrichten mit der Kräuterbutter garnieren.

Zubereitungszeit: 25 Minuten

GANZES MAISHUHN MIT SPECK

ERGIBT 2 - 3 PORTIONEN

1	ganzes Maishuhn
Etwas	Salz, Pfeffer
1	Bund Thymian
8	Scheiben Speck
100g	Butter
250g	Schmand
1 EL	Mehl

763	Kalorien
5g	Kohlenhydrate
66g	Proteine
53g	Fette

1. Das Maishuhn abwaschen und trocken tupfen. Das Huhn innen und außen salzen und pfeffern. Den Thymian in das Hühnchen stecken.
2. In einen Bräter mit dem Rückgrat nach unten legen, die Brust mit den Speckscheiben bedecken. Die weiche Butter auf dem Speck verstreichen.
3. Bei 170° Celsius im Ofen für 55 Minuten garen und dabei regelmäßig mit dem eigenen Saft übergießen.
4. Den Sauerrahm mit dem Mehl glatt rühren und in den Bräter geben. Für etwa 15 bis 20 Minuten weiter braten. Beim Zerteilen die Speckstreifen entfernen und separat zum Geflügel reichen.

Zubereitungszeit: 70 Minuten

GESCHMORTES REH

ERGIBT	2 - 3 PORTIONEN
400g	Rehschulter
Etwas	Salz und Pfeffer
2 EL	Rapsöl
150g	Petersilienwurzel
2	Schalotten
200ml	Rotwein
150ml	Gemüsebrühe
1	Lorbeerblatt
1 TL	5-Spices Gewürz
2	Scheiben Zwieback

403	Kalorien
17g	Kohlenhydrate
49g	Proteine
9g	Fette

1. Die Rehschulter salzen und pfeffern. Das Rapsöl in einer tiefen Pfanne erhitzen. Die Rehschulter scharf darin rundherum anbraten. Die Petersilienwurzel und Schalotten schälen, klein schneiden und mit in die Pfanne geben.
2. Mit Rotwein ablöschen und auf die Hälfte einreduzieren lassen. Dafür einfach so lange köcheln, bis nur mehr halb so viel Flüssigkeit in der Pfanne ist. Mit der Gemüsebrühe aufgießen. Lorbeerblatt und 5-Spices Gewürz dazu geben. Mit einem Deckel verschießen und bei geringer Hitze für 60 Minuten schmoren lassen.
3. Die Schulter herausnehmen und warm stellen. Das Lorbeerblatt entfernen. Den Zwieback dazu geben und die Sauce mit einem Stabmixer fein pürieren. Mit Salz und Pfeffer abschmecken und zum Fleisch anrichten.

Zubereitungszeit: 80 Minuten

HAUPTGERICHTE

SAUERBRATEN

ERGIBT	2 - 3 PORTIONEN
500g	Rindsschulter
1	Bund Wurzelgemüse
1 TL	Wacholderbeeren
1 TL	Pfefferkörner
2	Lorbeerblätter
600ml	Wasser
100ml	Apfelessig
Etwas	Salz und Pfeffer
1 EL	Ahornsirup
1 EL	Rapsöl
1 EL	Maismehl

396	Kalorien
13g	Kohlenhydrate
49g	Proteine
16g	Fette

1. Die Rindsschulter waschen, trocken tupfen und in eine große Schüssel legen.
2. Das Wurzelgemüse in kleine Würfel schneiden und mit den Gewürzen, Wasser und Essig zum Fleisch geben. Die Schüssel mit Folie bedecken und für 2 Tage in den Kühlschrank stellen.
3. Das Fleisch aus der Marinade nehmen, trocken tupfen, salzen und pfeffern. Das Rapsöl in einem Bräter erhitzen und die Schulter rundherum anbraten. Mit der Marinade inklusive Wurzelgemüse aufgießen, bis der Braten etwa bis zur Hälfte bedeckt ist.
4. Bei 170° Celsius im Backofen bei Ober- und Unterhitze für etwa 70 Minuten schmoren. Dabei mehrmals mit dem Sud übergießen.
5. Die Rindsschulter herausnehmen. Die Sauce durch ein Sieb passieren. Das Maismehl mit etwas Wasser verrühren und in die Sauce einrühren. Abschmecken und genießen.

Zubereitungszeit: 90 Minuten plus zwei Tage zum Marinieren

GEBACKENE KOTELETTS

ERGIBT 2 - 3 PORTIONEN

6	Spanferkelkoteletts
Etwas	Salz und Pfeffer
2 EL	Mehl
50ml	Bier
1 MS	Cayennepfeffer
1 TL	Rosmarin
100g	grobes Paniermehl
500ml	Schweineschmalz zum Backen

438	Kalorien
36g	Kohlenhydrate
49g	Proteine
10g	Fette

1. Das Fleisch salzen und pfeffern. Das Mehl mit dem Bier, Cayennepfeffer und Rosmarin verrühren. Die Koteletts durch das Bier-Mehl ziehen und im Paniermehl wenden. Die Panade leicht andrücken.
2. Das Schweineschmalz in einer tiefen Pfanne auf 180° Celsius erhitzen und die Koteletts für 4 Minuten goldbraun darin frittieren.

Zubereitungszeit: 15 Minuten

SURFLEISCH GEBACKEN

ERGIBT 2 - 3 PORTIONEN

400g	Surschopf
1 EL	Senf mittelscharf
2 EL	Mehl
2	Eier
1 EL	Joghurt
1 TL	Majoran
100g	Paniermehl
Etwas	Butterschmalz zum Frittieren

637	Kalorien
38g	Kohlenhydrate
43g	Proteine
34g	Fette

1. Den Surschopf in 1 cm dicke Schnitzel schneiden, leicht klopfen und mit Senf bestreichen.
2. Im Mehl wenden. Die Eier mit dem Joghurt und Majoran verrühren und die Schnitzel durchziehen. Im Paniermehl wälzen.
3. Das Butterschmalz in einer tiefen Pfanne auf 170° Celsius erhitzen und die Schnitzel für etwa 5 Minuten darin goldbraun backen.

Zubereitungszeit: 15 Minuten

PUTENROLLE MIT SPINAT

ERGIBT 2 - 3 PORTIONEN

2	Putenschnitzel á 200 g
Etwas	Salz und Pfeffer
100g	Kräuterfrischkäse
1	Zehe Knoblauch
½ cm	Ingwer
1 TL	Thymian
100g	Spinat
1 EL	Butter

300	Kalorien
6g	Kohlenhydrate
51g	Proteine
8g	Fette

1. Die Putenschnitzel dünn klopfen und mit Salz und Pfeffer würzen.
2. Den Frischkäse mit dem geriebenen Knoblauch, geriebenen Ingwer und Thymian verrühren.
3. Die Schnitzel damit dünn bestreichen und mit dem frischen Blattspinat belegen.
4. Die Schnitzel einrollen und mit einem Zahnstocher fixieren. Die Butter erhitzen und die Putenrollen rundherum anbraten. Die Pute auf den Ofenrost im Backofen legen und bei 120° Celsius bei Ober- und Unterhitze für 10 Minuten fertig garen.

Zubereitungszeit: 25 Minuten

PUTENSCHNITZEL IN KÜRBISSAUCE

ERGIBT 2 - 3 PORTIONEN

400g	Putenschnitzel
Etwas	Salz, Pfeffer
2 TL	Olivenöl
1	Schalotte
1 TL	Currypulver
150g	Hokkaido Kürbis
2 EL	Orangensaft
200ml	Sahne
100ml	Gemüsebrühe
Etwas	Lavendelsalz

456	Kalorien
18g	Kohlenhydrate
48g	Proteine
21g	Fette

1. Die Putenschnitzel salzen und pfeffern. Ein Teelöffel Öl in einer Pfanne erhitzen und die Putenschnitzel für eine Minute je Seite anbraten. Die Schnitzel aus der Pfanne nehmen und beiseite stellen.
2. Die Schalotten schälen und klein schneiden. Den Kürbis in kleine Stücke schneiden.
3. Das restliche Olivenöl in derselben Pfanne erhitzen und die Schalotte, das Currypulver und den Kürbis darin anbraten.
4. Mit dem Orangensaft ablöschen, mit der Sahne und der Gemüsebrühe aufgießen. Den Kürbis bei mittlerer Hitze für 10 Minuten weich kochen. Die Sauce mit einem Stabmixer grob pürieren.
5. Die Schnitzel wieder in die Pfanne legen und in der Sauce erwärmen.
6. Zum Anrichten mit dem Lavendelsalz bestreuen.

Zubereitungszeit: 25 Minuten

HÜHNERFLÜGEL MIT LIMETTENSAUCE

ERGIBT 2 - 3 PORTIONEN

500g	Hühnerflügel
1	Chili
2	Zehen Knoblauch
½ TL	Koriandersamen
1 TL	grobes Salz
3 EL	Zitronensaft
30ml	Rum
2 EL	Sesamöl
1 EL	Ahornsirup
100ml	Hühnerbrühe

678	Kalorien
8g	Kohlenhydrate
42g	Proteine
48g	Fette

1. Den Chili mit dem Knoblauch, Koriandersamen und Salz im Mörser zerstoßen. 1 EL Zitronensaft, 1 EL Sesamöl, 1 EL Rum dazu geben und vermischen.
2. Die Hühnerflügel damit marinieren.
3. Das restliche Sesamöl in einer Pfanne erhitzen und die Hühnerflügel darin rundherum anbraten. Die restlichen Zutaten dazu geben und bei geschlossenem Deckel für 25 Minuten fertig schmoren.

Zubereitungszeit: 35 Minuten

Hühnerkeule Toscana

Hauptgerichte

Ergibt 2 - 3 Portionen

2	Hühnerschenkel
1 TL	Zitronenabrieb
1	Zehe Knoblauch
1	Chili
6	Rosmarinnadeln
Etwas	Salz und Pfeffer
1 EL	Olivenöl
50ml	Weißwein
300g	Kirschtomaten
5	schwarze Oliven
1 TL	Kapern

356	Kalorien
6g	Kohlenhydrate
39g	Proteine
17g	Fette

1. Den Zitronenabrieb mit dem gehackten Knoblauch, gehackten Chili, gehackten Rosmarin, Salz und Pfeffer vermischen. Die Schenkel damit einreiben und für 10 Minuten durchziehen lassen. Für den Abrieb etwas Schale mit einer feinen Raspel von der Zitrone abreiben.
2. Die Keulen im heißen Olivenöl rundherum anbraten. Mit Weißwein ablöschen. Die Tomaten halbieren und mit den Oliven und Kapern rund um die Hühnerschenkel legen.
3. Bei geschlossenem Deckel bei mittlerer Hitze für 30 Minuten garen.

Zubereitungszeit: 50 Minuten

Rehfilet in Cassis-Sauce

Ergibt 2 - 3 Portionen

400g	Rehfilet
Etwas	Salz und Pfeffer
2 EL	Butter
2	Zweige Thymian
100g	Johannisbeermarmelade
2 EL	Weinbrand
4 EL	Blutorangensaft
1 TL	Dijonsenf
1 MS	Chilipulver

467	Kalorien
32g	Kohlenhydrate
45g	Proteine
14g	Fette

1. Das Rehfilet salzen und pfeffern. Die Butter mit dem Thymian in einer Pfanne erhitzen und das Reh bei mittlerer Hitze für etwa 10 Minuten rosa braten und dabei immer mit der Butter übergießen.
2. Die restlichen Zutaten in einen kleinen Topf geben und langsam erwärmen. Mit Salz und Pfeffer abschmecken.
3. Das Reh in schräge Stücke schneiden und auf der Cassissauce anrichten.

Zubereitungszeit: 20 Minuten

Hauptgerichte

Hirsch mit Speck-datteln am Spieß

Ergibt 2 - 3 Portionen

300g	Hirschrücken
12	Datteln
12	Scheiben rohen Schinken
12	kleine braune Champignons
Etwas	Salz, Pfeffer
1 EL	Olivenöl
2 EL	Rosmarinöl

1. Den Hirschrücken in 12 gleiche Stücke schneiden. Die Datteln entsteinen und mit dem Speck umwickeln.
2. Den Hirsch mit den Speckdatteln und den Champignons abwechselnd auf Spieße stecken.
3. Das Olivenöl in einer Grillpfanne erhitzen und die Spieße für etwa 3 Minuten je Seite grillen.
4. Zum Anrichten mit dem Rosmarinöl beträufeln.

524	Kalorien
27g	Kohlenhydrate
57g	Proteine
20g	Fette

Zubereitungszeit: 25 Minuten

RINDERFILET MIT KNOBLAUCH UND GRÜNEN BOHNEN

ERGIBT 2 - 3 PORTIONEN

400g	Rinderfiletspitzen
1 EL	Olivenöl
6	Zehen Knoblauch
1	rote Zwiebel
1cm	Ingwer
400g	grüne Bohnen
200ml	Rinderbrühe
½ TL	Bohnenkraut
1 TL	Oregano
Etwas	Salz und Pfeffer

361	Kalorien
11g	Kohlenhydrate
48g	Proteine
12g	Fette

1. Die Filetspitzen in Streifen schneiden. Den Knoblauch und die Zwiebel schälen. In Scheiben und Streifen schneiden. Den Ingwer reiben.
2. Die Rinderstreifen mit dem Knoblauch, Zwiebel und Ingwer scharf im heißen Olivenöl anbraten. Die Bohnen dazu geben und mit der Gemüsebrühe aufgießen.
3. Mit dem Bohnenkraut und Oregano würzen und für 3 Minuten köcheln lassen.
4. Mit Salz und Pfeffer abschmecken, anrichten und genießen.

Zubereitungszeit: 15 Minuten

BAUERNTOPF

ERGIBT 2 - 3 PORTIONEN

1	rote Zwiebel
40g	Speck
6	Debreziner oder andere würzige Würste
1 EL	Rapsöl
1 TL	Tomatenmark
1 TL	Paprikapulver geräuchert
150g	Wirsing
4	Kartoffeln roh
200ml	Gemüsebrühe
1 TL	Majoran und 2 EL Liebstöckel
½ TL	Kreuzkümmel
Etwas	Salz und Pfeffer
200g	Schmand

892	Kalorien
39g	Kohlenhydrate
39g	Proteine
63g	Fette

1. Die Zwiebel und den Speck in Streifen schneiden. Die Debreziner in 1 cm große Stücke schneiden. Die Kartoffeln in kochendem Wasser für etwa 30 Minuten weich kochen, mit kaltem Wasser abschrecken, schälen und zur Seite stellen.
2. Das Rapsöl in einem Topf erhitzen und Zwiebel, Speck und Debreziner darin scharf anbraten.
3. Das Tomatenmark und Paprikapulver dazu geben und anrösten. Den Wirsing und die Kartoffeln in mundgerechte Stücke schneiden und mit der Brühe dazu geben. Mit Majoran, Kreuzkümmel, Salz und Pfeffer würzen.
4. Für 10 Minuten bei mittlerer Hitze köcheln lassen und mit dem Schmand verfeinern.
5. Zum Anrichten großzügig mit dem Liebstöckel bestreuen.

Zubereitungszeit: 25 Minuten

SCHNITZEL MIT AUBERGINEN ÜBERBACKEN

ERGIBT 2 - 3 PORTIONEN

400g	Putenschnitzel
1 EL	Tomatenmark
Etwas	Salz, Pfeffer
1	Aubergine
2 EL	Olivenöl
1 TL	italienische Kräuter
60g	Feta

327	Kalorien
4g	Kohlenhydrate
50g	Proteine
12g	Fette

1. Die Putenschnitzel auf einer Seite mit Tomatenmark einstreichen. Salzen und pfeffern. Einen Esslöffel Öl in einer Pfanne erhitzen und die Putenschnitzel für eine Minute je Seite darin braten.
2. Die Auberginen in 5 mm dicke Scheiben schneiden und in einer Grillpfanne ohne Fett für eine Minute je Seite grillen. Wichtig: Erst nach dem Grillen leicht salzen und pfeffern.
3. Die Schnitzel auf ein mit Backpapier ausgelegtes Backblech legen, mit den Auberginenscheiben belegen. Den Feta darüber bröseln und mit den italienischen Kräutern bestreuen.
4. Im Backofen bei Grillfunktion oder Oberhitze für 5 Minuten überbacken. Es kann auch je nach Ofenmodell 200° Celsius Umluft gewählt werden.

Zubereitungszeit: 20 Minuten

HAUPTGERICHTE

HACKFLEISCH-STRUDEL

ERGIBT 2 - 3 PORTIONEN

1	Schalotte
1	Zehe Knoblauch
200g	Hackfleisch
1 EL	Olivenöl
80g	Zucchini
80g	Gouda
2 EL	Frischkäse
Etwas	Salz und Pfeffer
2 EL	Basilikum gehackt
130g	Blätterteig
1	Ei
1 EL	Sesam

685	Kalorien
27g	Kohlenhydrate
35g	Proteine
48g	Fette

1. Die Zwiebel und den Knoblauch schälen und fein hacken. Das Olivenöl in einer Pfanne erhitzen und die Zwiebel, Knoblauch und Hackfleisch darin goldbraun braten.
2. Die Zucchini und den Gouda reiben. Zucchini, Gouda und Frischkäse in die Pfanne geben und untermischen. Mit Salz, Pfeffer und Basilikum würzen und abschmecken.
3. Den aufgetauten Blätterteig dünn ausrollen und mit der Hackfleisch-Masse belegen. Den Blätterteig einrollen und die Enden gut festdrücken. Auf ein mit Backpapier ausgelegtes Backblech legen.
4. Das Ei verquirlen, den Strudel damit einpinseln und mit dem Sesam bestreuen.
5. Bei 180° Celsius für 30 Minuten bei Ober- und Unterhitze goldgelb backen.

Zubereitungszeit: 50 Minuten

Hirsch Steak mit Zwiebeln

Hauptgerichte

Ergibt 2 - 3 Portionen

2	Hirsch Steaks a 200 g
Etwas	grobes Meersalz
Etwas	bunter Steakpfeffer
2 EL	Butter
1	Bund Thymian
300g	rote Zwiebel
4 EL	Balsamico Essig
50ml	Portwein
200ml	Gemüsebrühe
50g	Brombeeren

499	Kalorien
16g	Kohlenhydrate
59g	Proteine
21g	Fette

1. Das Steak abwaschen und trocken tupfen. Auf beiden Seiten salzen und pfeffern.
2. Ein Esslöffel Butter in einer Pfanne erhitzen. Die Steaks mit dem Thymian in die Pfanne legen und für 2 Minuten je Seite braten. Das Steak in den auf 90° Celsius vorgeheizten Backofen geben und mit dem Thymian belegen. Für etwa 15 Minuten bei Ober- und Unterhitze fertig garen.
3. In der Zwischenzeit die Zwiebel schälen und in dünne Streifen schneiden. Die restliche Butter in der verwendeten Steakpfanne erhitzen und die Zwiebel bei mittlerer Hitze 5 Minuten anbraten. Mit Balsamico Essig und Portwein ablöschen. Mit der Gemüsebrühe aufgießen und zu einem Sirup einkochen. Das dauert etwa 6 Minuten.
4. Die Brombeeren dazu geben und mit Salz und Pfeffer abschmecken.
5. Die Steaks auf den Zwiebeln anrichten.

Zubereitungszeit: 25 Minuten

PUTENSTEAK "WINZER ART"

ERGIBT 2 - 3 PORTIONEN

400g	Putensteak
Etwas	Salz und Pfeffer
2 EL	Butter
1	rote Zwiebel
30g	Speck
200g	Weintrauben kernlos
100ml	Weißwein
200ml	Hühnerbrühe
3	Salbeiblätter

414	Kalorien
17g	Kohlenhydrate
48g	Proteine
13g	Fette

1. Die Putensteaks mit Salz und Pfeffer würzen. Ein Esslöffel Butter in einer Pfanne erhitzen und die Putensteaks für 3 Minuten je Seite darin braten.
2. Die Zwiebel schälen und in dünne Streifen schneiden. Den Speck ebenfalls in Streifen schneiden. Die Weintrauben halbieren. Nachdem das Steak gewendet wurde Zwiebel und Speck mit in die Pfanne geben.
3. Die Pute aus der Pfanne nehmen und auf einem Teller zur Seite stellen. Die Weintrauben dazu geben und mit Weißwein und Gemüsebrühe aufgießen. Für 5 Minuten köcheln lassen und mit Salz und Pfeffer abschmecken.
4. Die Putensteaks und den Salbei zurück in die Pfanne geben und für eine Minute ohne Hitze in der Sauce ziehen lassen.

Zubereitungszeit: 20 Minuten

Kartoffelgulasch mit Wurst

Ergibt	2 - 3 Portionen
150g	Zwiebel
500g	Kartoffeln
1 EL	Pflanzenöl
1 TL	Tomatenmark
1 TL	Paprikapulver geräuchert
2 EL	Apfelessig
300ml	Rinderbrühe
3	Stück Wiener Würste
1	Lorbeerblatt
1 TL	Majoran
½ TL	Kreuzkümmel
Etwas	Salz und Pfeffer
2 EL	Sauerrahm

564	Kalorien
47g	Kohlenhydrate
23g	Proteine
30g	Fette

1. Die Zwiebel schälen und in 1 cm große Stücke schneiden. Die Kartoffeln schälen und in 3 cm große Stücke schneiden. Die Zwiebel und die Kartoffeln im heißen Pflanzenöl anrösten.
2. Das Tomatenmark und Paprikapulver dazu geben und für 5 Minuten mitrösten. Mit dem Apfelessig ablöschen und mit der Rinderbrühe aufgießen. Mit Lorbeerblatt, Majoran und Kreuzkümmel würzen. Die Kartoffeln für etwa 25 Minuten bei mittlerer Hitze weich kochen lassen.
3. Die Wiener Würste in 1 cm große Stücke schneiden und dazu geben.
4. Mit Salz und Pfeffer abschmecken und mit dem Sauerrahm verfeinern.
5. Das Gulasch zum Anrichten großzügig mit gehackter Petersilie bestreuen.

Zubereitungszeit: 50 Minuten

Szegediner Gulasch

Hauptgerichte

Ergibt	2 - 3 Portionen
400g	Schweineschulter
1 TL	Pflanzenöl
1	Zwiebel
½	rote Paprika
½ TL	Tomatenmark
1 EL	Paprikapulver geräuchert
300g	Sauerkraut
200ml	Gemüsebrühe
1	Lorbeerblatt
1 TL	Oregano
1 MS	Kreuzkümmel gemahlen
Etwas	Salz und Pfeffer
2 EL	Sauerrahm

409	Kalorien
13g	Kohlenhydrate
51g	Proteine
13g	Fette

1. Die Schweineschulter in mundgerechte Stücke schneiden. Das Pflanzenöl in einer tiefen Pfanne erhitzen und die Schulter darin kräftig anbraten.
2. Die Zwiebel schälen und in kleine Würfel schneiden. Die Paprika in 2 cm große Stücke schneiden.
3. Die Zwiebel, Paprika, Tomatenmark und Paprikapulver in die Pfanne geben und 5 Minuten mitbraten.
4. Das Sauerkraut dazu geben und alles mit der Gemüsebrühe aufgießen.
5. Mit Lorbeerblatt, Oregano und Kreuzkümmel würzen und bei geringer Hitze für 40 Minuten kochen lassen. Dabei ab und zu umrühren. Mit Salz und Pfeffer abschmecken.
6. Zum Anrichten mit dem Sauerrahm garnieren.

Zubereitungszeit: 65 Minuten

GEFÜLLTE BLÄTTERTEIG-TASCHEN

ERGIBT	2 - 3 PORTIONEN
150g	Blätterteig
50g	Blauschimmelkäse
50g	Hüttenkäse
80g	Schinken
2	getrocknete Tomaten
30g	eingelegte Paprika
1	Zehe Knoblauch
1	Frühlingszwiebel
1 TL	Maisstärke
2	Eier
½ TL	Thymian
Prise	Cayennepfeffer

540	Kalorien
32g	Kohlenhydrate
25g	Proteine
35g	Fette

1. Den aufgetauten Blätterteig auf einer bemehlten Arbeitsfläche auf 3mm ausrollen und in 10cm x 10cm große Stücke schneiden.
2. Den Schinken, geschälten Knoblauch, Tomaten, Paprika, und Frühlingszwiebel klein schneiden. In eine Schüssel geben und mit Blauschimmelkäse, Hüttenkäse, Maisstärke, einem Ei, Thymian und Cayennepfeffer vermischen.
3. Die Masse jeweils in die Mitte der Blätterteigstücke geben. Die Ränder mit etwas Wasser einpinseln und den Teig zu einem Dreieck zusammenklappen. Die Ränder mit einer Gabel festdrücken.
4. Das andere Ei verquirlen und die Blätterteigtaschen damit einpinseln.
5. Auf ein mit Backpapier ausgelegtes Backblech legen und bei 200° Celsius im Ofen bei Ober- und Unterhitze für 18 Minuten goldbraun backen. Als Dip passt Sauerrahm sehr gut, den du mit Salz, Pfeffer und Kräutern abschmecken kannst.

Zubereitungszeit: 35 Minuten

HIRSCH-MEDAILLONS MIT ROTWEIN-KAROTTEN

HAUPTGERICHTE

ERGIBT	2 - 3 PORTIONEN
400g	Hirschmedaillons
Etwas	Salz und Pfeffer
Etwas	Erdnussöl
300g	Karotten
1	Schalotte
1 TL	Butter
100ml	Rotwein Lieblich
150ml	Gemüsebrühe
1 MS	Nelkenpulver
Prise	Anispulver
1 MS	Piment
½ TL	Thymian
2 EL	Sahne

394	Kalorien
14g	Kohlenhydrate
43g	Proteine
13g	Fette

1. Die Hirschmedaillons beidseitig salzen und pfeffern. Im heißen Erdnussöl scharf anbraten. Die Medaillons im Backofen auf das Grillgitter legen und bei 100° Celsius bei Ober- und Unterhitze für 10 Minuten fertig garen.

2. In der Zwischenzeit die Karotten schälen und in 6cm x 1cm lange Stifte schneiden. Die Schalotten schälen und in Streifen schneiden. Die Butter in einer Pfanne erhitzen und die Karotten mit der Schalotte leicht anbraten.

3. Mit dem Rotwein ablöschen und fast vollständig einreduzieren, das bedeutet, so lange köcheln lassen, bis die Flüssigkeit fast vollständig verdampft ist. Mit der Gemüsebrühe aufgießen und mit Nelkenpulver, Anispulver, Piment und Thymian würzen. Für etwa 5 weitere Minuten köcheln lassen und mit der Sahne verfeinern.

4. Mit Salz und Pfeffer abschmecken und den Hirsch auf den Karotten anrichten.

Zubereitungszeit: 30 Minuten

Scharfe Rippchen

Ergibt 2 - 3 Portionen

800g	Schweinerippchen
4 EL	Orangensaft
½ TL	Orangenabrieb
2 EL	Sojasauce
2 EL	Tomatenpüree
1 TL	Currypaste
1 TL	Ingwer gerieben
3 EL	Sesamöl
1 EL	Honig
1 TL	Oregano getrocknet
2	Frühlingszwiebeln
2	Chilischoten

830	Kalorien
18g	Kohlenhydrate
80g	Proteine
49g	Fette

1. Die Rippchen in die einzelnen Rippenteile trennen, abwaschen und trocken tupfen.
2. Den Orangensaft mit Orangenabrieb, Sojasauce, Tomatenpüree, Currypaste, Ingwer, 2 EL Sesamöl, Honig und Oregano in eine Schüssel geben und verrühren. Die Rippchen dazu geben und für 1 Stunde im Kühlschrank durchziehen lassen. Für den Abrieb einfach mit einer Reibe etwas von der Orangenschale abhobeln.
3. Die Rippchen auf einem Backblech mit Backpapier verteilen und mit der Marinade beträufeln.
4. Bei 160° Celsius im Backofen bei Ober- und Unterhitze für 40 Minuten backen. Dann den Ofen auf Grillfunktion stellen und die Rippchen für weitere 10 Minuten knusprig grillen. Falls der Ofen keine Grillfunktion hat, einfach die Temperatur um 20° Celsius erhöhen.
5. Die Frühlingszwiebeln in 5 cm große Stücke schneiden und mit den Chilischoten im restlichen Sesamöl kurz scharf anbraten. Die Rippchen zum Anrichten damit garnieren.

Zubereitungszeit: 120 Minuten

Lammeintopf mit Schalotten

Hauptgerichte

Ergibt 2 - 3 Portionen

500g	Rinderoberschale
Etwas	Salz und Pfeffer
1 EL	Olivenöl
2	Zehen Knoblauch
1 TL	Tomatenmark
50ml	kräftigen Rotwein
150g	passierte Tomaten
400ml	Rinderbrühe
1 MS	Zimt gemahlen
1 MS	Muskatnuss
1	Lorbeerblatt
10	kleine Schalotten
12	Kirschtomaten

409	Kalorien
16g	Kohlenhydrate
51g	Proteine
11g	Fette

1. Das Fleisch in 3 cm große Stücke schneiden und mit Salz und Pfeffer gut einreiben. Das Olivenöl in einem Bräter erhitzen und das Rindfleisch braun anrösten. Den Knoblauch schälen und in Scheiben schneiden. Mit dem Tomatenmark dazu geben und mitbraten.
2. Mit dem Rotwein ablöschen und auf die Hälfte einreduzieren. Einfach so lange köcheln, bis die Hälfte der Flüssigkeit verdampft ist. Mit den passierten Tomaten und der Rinderbrühe aufgießen. Mit Zimt, Muskatnuss und dem Lorbeerblatt würzen.
3. Den Schmortopf mit einem Deckel verschließen und bei geringer Hitze für 1,5 Stunden schmoren lassen.
4. Die Schalotte schälen und mit den Tomaten in den Topf geben. Für weitere 20 Minuten köcheln lassen. Mit Salz und Pfeffer abschmecken und mit einem frischen Bauernbrot genießen.

Zubereitungszeit: 120 Minuten

ONE POT NUDELN

ERGIBT 2 - 3 PORTIONEN

1	rote Zwiebel
200g	Austernpilze
1 TL	Olivenöl
1 TL	Massaman Currypaste
250g	Rigatoni Nudeln
400g	stückige Dosentomaten
250ml	Sahne
Etwas	Salz und Pfeffer
200g	Zucchini
100g	Rucola
50g	Parmesan gerieben

529	Kalorien
61g	Kohlenhydrate
19g	Proteine
21g	Fette

1. Die Zwiebel schälen und klein würfeln. Die Austernpilze grob zupfen.
2. Das Olivenöl in einem Topf erhitzen und die Zwiebel mit den Austernpilzen und der Currypaste darin anbraten.
3. Die Rigatoni Nudeln, Tomaten und Sahne dazu geben und bei mittlerer Hitze für 12 Minuten köcheln lassen.
4. Die Zucchini in kleine Würfel schneiden, untermischen und für weitere 5 Minuten kochen lassen.
5. Mit Salz und Pfeffer abschmecken. Zum Anrichten mit dem Rucola und dem Parmesan bestreuen.

Zubereitungszeit: 30 Minuten

Gemüsepfanne mit Reis und Feta

Hauptgerichte

Ergibt 2 - 3 Portionen

1	rote Zwiebel
1	gelbe Karotte
1 EL	Olivenöl
1	Zucchini
400g	Chinakohl
100ml	Gemüsebrühe
Etwas	Salz, Pfeffer
150g	Feta
2 EL	Liebstöckel
2 EL	Schnittlauchringe

288	Kalorien
10g	Kohlenhydrate
17g	Proteine
19g	Fette

1. Die Zwiebel schälen und klein schneiden. Die Karotte schälen und in halbe Scheiben schneiden. Die Zwiebel und die Karotte im heißen Olivenöl hell anschwitzen.
2. Die Zucchini in Scheiben schneiden. Den Chinakohl in mundgerechte Stücke schneiden.
3. Beides mit in die Pfanne geben und mit der Gemüsebrühe aufgießen. Das Gemüse für 5 Minuten knackig kochen lassen.
4. Mit Salz und Pfeffer würzen. Den Feta in 2 cm große Stücke scheiden und 2 Minuten vor dem Anrichten mit dem Liebstöckel untermischen.
5. Mit dem Schnittlauch bestreuen und genießen.

Zubereitungszeit: 20 Minuten

Bohnen-Gulasch

Hauptgerichte

Ergibt	2 - 3 Portionen
150g	Zwiebel
200g	Steckrübe
100g	Kartoffeln
1 TL	Pflanzenöl
1 TL	Paprikapulver
½ TL	Currypulver
500ml	Gemüsebrühe
400g	Brechbohnen
½	Bohnenkraut
1 TL	Majoran
1 MS	Kreuzkümmel
Etwas	Salz und Pfeffer
100g	Sauerrahm

245	Kalorien
24g	Kohlenhydrate
9g	Proteine
10g	Fette

1. Die Zwiebel schälen und in kleine Würfel schneiden. Die Steckrüben und die Kartoffeln schälen und in 2 cm große Würfel schneiden.
2. Das Pflanzenöl in einem Topf erhitzen und die Zwiebel, Steckrübe und Kartoffeln darin anrösten.
3. Das Paprikapulver und Currypulver mitrösten und mit der Gemüsebrühe aufgießen.
4. Bei mittlerer Hitze für 30 Minuten kochen lassen. Die Bohnen dazu geben. Mit Bohnenkraut, Majoran, Kreuzkümmel, Salz und Pfeffer würzen.
5. Für weitere 10 Minuten köcheln lassen. Kurz vor dem Anrichten den Sauerrahm einrühren.

Zubereitungszeit: 60 Minuten

Eiernockerl mit Zwiebel

Hauptgerichte

Ergibt	2 - 3 Portionen
5	Eier
250g	Mehl
50ml	Milch
Etwas	Salz, Pfeffer
Etwas	Muskatnuss
150g	Zwiebel
1 EL	Rapsöl
2 EL	Petersilie

372	Kalorien
95g	Kohlenhydrate
26g	Proteine
19g	Fette

1. 3 Eier mit dem Mehl, der Milch, ½ Teelöffel Salz, Pfeffer und Muskatnuss in eine Schüssel geben und mit einem Kochlöffel gut verrühren. Den Teig so lange rühren und schlagen bis der Teig Blasen wirft. Einen Topf mit 2,5 Liter Salzwasser erhitzen und dem Nockerlteig mit einem Teelöffel einzelne Nockerl abstechen und zügig in das Wasser geben. Sobald die Nockerl oben schwimmen für 3 Minuten kochen lassen und dann abschöpfen. In Eiswasser legen und abschrecken.
2. Die Zwiebel schälen und in 5 mm große Würfel schneiden. Das Rapsöl in einer Pfanne erhitzen und die Zwiebel goldbraun braten. Die Nockerl dazu geben und mitbraten.
3. Die restlichen Eier verrühren und in die Pfanne über die Nocken gießen. Die Pfanne vom Herd nehmen und die Eier langsam stocken lassen. Salzen und pfeffern.
4. Zum Anrichten mit der Petersilie bestreuen. Zu den Nockerln passt ein grüner Salat ausgezeichnet.

Zubereitungszeit: 40 Minuten

TOFU-PFANNE MIT GEMÜSE

ERGIBT 2 - 3 PORTIONEN

1	rote Zwiebel
1	gelbe Karotte
100g	Kohlrabi
300g	geräucherter Tofu
1 EL	Erdnussöl
½	rote Paprika
100g	Brokkoli
200ml	Gemüsebrühe
2 EL	Sojasauce
1 MS	Chilipulver
30g	Sojasprossen
3 EL	geröstete Erdnüsse

453	Kalorien
16g	Kohlenhydrate
34g	Proteine
26g	Fette

1. Die Zwiebel, die Karotte und den Kohlrabi schälen und in feine Streifen schneiden.
2. Den Tofu in 3 cm große Würfel schneiden.
3. Das Erdnussöl in einem Wok erhitzen und alles darin anbraten. Die Paprika in Streifen schneiden. Den Brokkoli in kleine Röschen schneiden.
4. Paprika, Brokkoli und Gemüsebrühe dazu geben und durchschwenken.
5. Mit Sojasauce und Chilipulver würzen. Für 5 Minuten köcheln lassen.
6. Die Sojasprossen und Erdnüsse beimengen. Für den asiatischen Touch noch mit grob gehacktem Koriander bestreuen.

Zubereitungszeit: 20 Minuten

Linseneintopf mit Tofu

Hauptgerichte

Ergibt	2 - 3 Portionen
1	Schalotte
100g	Sellerie
200g	festen Tofu
2 TL	Garam Masala
1 MS	Kreuzkümmel gemahlen
1 MS	Koriander gemahlen
1 TL	Kokosöl
50ml	Orangensaft
300ml	Gemüsebrühe
150ml	Kokosmilch
100g	rote Linsen
Etwas	Salz und Pfeffer
1 MS	Vanillezucker

486	Kalorien
37g	Kohlenhydrate
24g	Proteine
24g	Fette

1. Die Schalotte schälen und fein würfeln. Den Sellerie in 5 mm große Würfel schneiden. Den Tofu in 1 cm große Stücke schneiden.
2. Das Kokosöl in einem Topf erhitzen. Die Schalotte, den Sellerie, Tofu, Kreuzkümmel, Koriander und Garam Masala leicht anschwitzen.
3. Mit Orangensaft ablöschen und mit Gemüsebrühe und Kokosmilch aufgießen. Die Linsen dazu geben und für 15 bis 20 Minuten bei mittlerer Hitze köcheln lassen.
4. Mit Salz, Pfeffer und Vanillezucker abschmecken.

Zubereitungszeit: 35 Minuten

MEDITERRANE TARTE

ERGIBT 2 - 3 PORTIONEN

200g	Blätterteig
1	Zucchini
100g	Auberginen
2	Tomaten
2	Eier
50ml	Sahne
1 TL	Oregano
Etwas	Salz, Pfeffer
80g	Mozzarella gerieben
2 EL	Basilikum
1 EL	Olivenöl

647	Kalorien
44g	Kohlenhydrate
22g	Proteine
42g	Fette

1. Den Blätterteig ausrollen, in eine leicht gebutterte Tarteform mit 24 cm Durchmesser geben und die Ränder des Teigs rundum hochziehen. Mit einer Gabel den Teig mehrfach einstechen und bei 220° Celsius bei Ober- und Unterhitze für 8 Minuten vorbacken und aus dem Backofen nehmen.
2. Die Zucchini, Aubergine und Tomaten in Scheiben schneiden. Leicht überlappend in den Tarteboden legen.
3. Die Eier mit der Sahne, dem Oregano, Salz und Pfeffer verrühren und über das Gemüse gießen. Mit Mozzarella bestreuen.
4. Bei 170° Celsius für 15 – 20 Minuten backen.
5. Zum Anrichten mit dem in Streifen geschnitten Basilikum bestreuen und mit dem Olivenöl beträufeln.

Zubereitungszeit: 35 Minuten

Gratinierter Brokkoli

Hauptgerichte

Ergibt 2 - 3 Portionen

1 EL	Butter
1 EL	Mehl
200ml	Mandelmilch
150ml	Sahne
Etwas	Salz, Pfeffer
½ TL	Thymian
Etwas	Muskatnuss
400g	Brokkoli TK
100g	Ziegenkäse gerieben
2 EL	gehackte Mandeln

477	Kalorien
19g	Kohlenhydrate
17g	Proteine
35g	Fette

1. Die Butter in einen kleinen Topf geben, aufheizen und aufschäumen lassen. Das Mehl dazu geben und mit dem Schneebesen verrühren, bis sich das Mehl mit der Butter verbunden hat. Die Mandelmilch langsam unter Rühren einlaufen lassen. Für etwa 3 Minuten unter ständigem Rühren erhitzen und aufkochen.
2. Vom Herd nehmen und mit Salz, Pfeffer und Muskatnuss kräftig abschmecken.
3. Den Brokkoli in Röschen schneiden und in eine leicht gebutterte Auflaufform geben. Mit der Sauce übergießen.
4. Den Ziegenkäse in 1 cm große Stücke schneiden und zusammen mit den Mandeln über den Brokkoli streuen.
5. Im Ofen bei 180° Celsius und Umluft für 15 - 20 Minuten backen.

Zubereitungszeit: 30 Minuten

ÜBERBACKENER SCHAFSKÄSE

ERGIBT 2 - 3 PORTIONEN

260g	Schafskäse
5	schwarze Oliven
200g	stückige Dosentomaten
2	Eier
Etwas	Salz, Pfeffer
2 EL	kalte Butter
2	Pfefferoni
1	Schalotte
4	Blätter Salbei

511	Kalorien
11g	Kohlenhydrate
29g	Proteine
39g	Fette

1. Eine Auflaufform mit den Maßen 20 cm x 10 cm mit etwas Butter ausfetten. Den Schafskäse grob zerteilen. Die Oliven in Ringe schneiden und mit dem Schafskäse in die Auflaufform geben.
2. Die Tomaten darüber verteilen und einen Esslöffel Butter in Flöckchen darauf verteilen.
3. Die Auflaufform bei 200° Celsius und Umluft in den Backofen stellen und für 10 Minuten vorbacken und aus dem Ofen nehmen.
4. Die Eier mit Salz und Pfeffer verrühren und über die Tomaten gießen. Die Pfefferoni und die geschälte Schalotte in feine Ringe schneiden und mit den Salbeiblättern auf den Eiern verteilen. Die Hitze auf 180° Celsius reduzieren und alles für weitere 10 Minuten backen.
5. Aus dem Ofen nehmen und gleich mit einem frischen Fladenbrot oder Weißbrot genießen.

Zubereitungszeit: 30 Minuten

Hauptgerichte

Gefüllte Paprika

Ergibt 2 - 3 Portionen

2	rote Spitzpaprika
50g	Couscous
100ml	heiße Gemüsebrühe
1	Schalotte
1 EL	Mandelstifte
1 TL	Butter
120g	Spinat aufgetaut
1	Tomate
1 EL	Frischkäse
Etwas	Salz und Pfeffer
30g	Gouda
30g	Emmentaler

511	Kalorien
35g	Kohlenhydrate
20g	Proteine
31g	Fette

1. Die Paprikas der Länge nach halbieren und das Kerngehäuse entfernen. Den Couscous in eine Schüssel geben und mit der heißen Gemüsebrühe übergießen. Für 8 Minuten quellen lassen.
2. Die Schalotte schälen und fein würfeln. Die Butter in einer kleinen Pfanne erhitzen und die Schalotte mit den Mandelstiften darin anschwitzen. Den Spinat grob schneiden. Die Tomaten in Würfel schneiden. Den Spinat, die Tomaten und Frischkäse mit in die Pfanne geben. Für 2 Minuten köcheln lassen. Den Couscous und den Gouda untermischen, dann mit Salz und Pfeffer abschmecken.
3. Die Paprikahälften damit füllen und mit dem Emmentaler bestreuen. In eine Auflaufform oder auf ein Backblech legen.
4. Bei 200° Celsius und Umluft für 10 Minuten überbacken.

Zubereitungszeit: 35 Minuten

BULGUR MIT KICHERERBSEN

ERGIBT	2 - 3 PORTIONEN
1	Tasse Bulgur
2	Tassen Wasser
½	rote Zwiebel
2	Zehen Knoblauch
½ TL	Currypulver
1 MS	Kreuzkümmel gemahlen
1 EL	Olivenöl
120g	Kichererbsen aus der Dose
Etwas	Salz, Pfeffer
100g	griechischer Joghurt
6	Blätter Minze
2 EL	Granatapfelkerne

265	Kalorien
39g	Kohlenhydrate
10g	Proteine
7g	Fette

1. Den Bulgur Weizengrieß in einem Sieb mit heißem Wasser abspülen. In einen Topf geben, mit dem Wasser auffüllen und mit Salz würzen. Erhitzen, mit einem Deckel verschließen und bei geringer Hitze für 10 Minuten köcheln lassen. Vom Herd nehmen und für 10 Minuten ohne Deckel ziehen lassen.
2. Die Zwiebel und den Knoblauch schälen und fein hacken. Das Olivenöl in einer Pfanne erhitzen und die Zwiebel, Knoblauch, Currypulver und Kreuzkümmel darin anschwitzen.
3. Die Kichererbsen dazu geben und kurz mitbraten.
4. Den Bulgur mit einer Gabel auflockern und mit in die Pfanne geben. Mit Salz und Pfeffer abschmecken.
5. Den Joghurt mit der Minze und Salz glatt rühren.
6. Zum Anrichten den Joghurt als Topping auf den Bulgur geben und mit den Granatapfelkernen garnieren.

Zubereitungszeit: 35 Minuten

QUINOA-TALER

ERGIBT 2 - 3 PORTIONEN

80g	Quinoa
200ml	Gemüsebrühe
1	Schalotte
1 TL	Leinsamen
1 EL	Sonnenblumenkerne
½	Bund Kerbel
1	Ei
1 EL	Maismehl
Etwas	Salz und Pfeffer
1 EL	Öl
2 EL	Hüttenkäse
1 EL	Sahnemeerrettich

272	Kalorien
32g	Kohlenhydrate
12g	Proteine
10g	Fette

1. Den Quinoa mit der Gemüsebrühe in einen Topf geben. Zusammen erhitzen und bei geringer Hitze für 15 Minuten quellen lassen. In eine Schüssel geben und auskühlen lassen.
2. Die Schalotte schälen und mit den Leinsamen, den Sonnenblumenkernen, Kerbel und dem Ei in ein hohes Gefäß geben und mit einem Stabmixer grob mixen. Diese Mischung zum Quinoa geben und mit dem Maismehl gut vermengen. Mit Salz und Pfeffer kräftig würzen und für 10 Minuten ruhen lassen.
3. Das Öl in einer Pfanne erhitzen. Mit feuchten Händen aus der Masse etwa 6 cm große Taler formen und bei mittlerer Hitze für 3 Minuten je Seite braten.
4. Den Hüttenkäse mit dem Sahnemeerrettich und Pfeffer verrühren und als Dip zu den Talern reichen.

Zubereitungszeit: 40 Minuten

Cremiger Polenta mit Tomate und Mozzarella

Ergibt	2 - 3 Portionen
400ml	Milch
100ml	Sahne
Etwas	Salz und Pfeffer
½ TL	Thymian
½ TL	Oregano
Prise	Muskatnuss
100g	Polenta
150g	Kirschtomaten
1 EL	Olivenöl
80g	Mozzarella gerieben
Etwas	Basilikum zum Garnieren

597	Kalorien
59g	Kohlenhydrate
25g	Proteine
27g	Fette

1. Die Milch mit Sahne, Salz, Pfeffer, Thymian, Oregano und Muskatnuss in einen kleinen Topf geben.
2. Erhitzen und die Polenta einrühren. Unter ständigem Rühren die Polenta kochen, bis sie eindickt und cremig wird. Vom Herd nehmen und für 5 Minuten ruhen lassen.
3. Das Olivenöl in einer Pfanne erhitzen und die Tomaten darin anbraten bis sich die Haut leicht zu lösen beginnt. Die Tomaten mit dem Mozzarella in die Polenta einrühren und vorsichtig vermischen. Mit Salz und Pfeffer abschmecken.
4. Zum Anrichten mit dem in Streifen geschnittenen Basilikum bestreuen.

Zubereitungszeit: 25 Minuten

Kartoffel-Rösti mit Rahmkohl

Hauptgerichte

Ergibt 2 - 3 Portionen

4	Kartoffeln
2 EL	Maismehl
Etwas	Salz und Pfeffer
2 EL	Öl
1	Schalotte
1 EL	Butter
300g	Spitzkohl
1 MS	Kreuzkümmel gemahlen
150g	saure Sahne

416	Kalorien
42g	Kohlenhydrate
11g	Proteine
21g	Fette

1. Die Kartoffeln schälen und grob in ein Sieb reiben. Die Kartoffeln ausdrücken und in eine Schüssel geben. Mit dem Maismehl, Salz und Pfeffer vermischen.
2. Zwei Pfannen mit je einem Esslöffel Öl erhitzen. Die Kartoffeln in die beiden Pfannen geben und auf dem ganzen Pfannenboden verteilen. Die Rösti bei mittlerer Hitze für 5 Minuten je Seite braten.
3. Die Schalotte schälen und klein würfeln. Die Butter in einem Topf erhitzen und die Schalotten hell anschwitzen. Den Spitzkohl in feine Streifen schneiden und dazu geben. Für 5 Minuten bei mittlerer Hitze leicht anbraten. Mit Salz, Pfeffer und Kreuzkümmel würzen.
4. Die saure Sahne einrühren und auf die Rösti anrichten.

Zubereitungszeit: 30 Minuten

Kartoffel-Lauch Pfanne

Hauptgerichte

Ergibt	2 - 3 Portionen
400g	Kartoffeln
1	Karotte
1	Zwiebel
2	Zehen Knoblauch
½ TL	Ingwer gerieben
1 EL	Sonnenblumenöl
100ml	Weißwein
300ml	Gemüsebrühe
100ml	Sahne
1	Lorbeerblatt
200g	Lauch
Etwas	Salz und Pfeffer
1 TL	Majoran

341	Kalorien
46g	Kohlenhydrate
8g	Proteine
12g	Fette

1. Die Kartoffeln und die Karotte schälen und in 1 cm große Würfel schneiden. Die Zwiebel und den Knoblauch schälen und fein würfeln.

2. Das Sonnenblumenöl in einem flachen Topf erhitzen und die Kartoffeln mit der Karotte für 2 Minuten anbraten. Die Zwiebel, den Knoblauch und den Ingwer dazugeben und für weitere 2 Minuten braten lassen.

3. Mit dem Weißwein ablöschen. Mit der Gemüsebrühe aufgießen. Mit einem Deckel verschließen und bei mittlerer Hitze für 20 Minuten kochen lassen.

4. Den Lauch in Ringe schneiden. Mit der Sahne verfeinern, Lauch und Lorbeerblatt dazugeben. Mit Salz, Pfeffer und Majoran würzen. Für weitere 5 Minuten köcheln lassen.

Zubereitungszeit: 35 Minuten

Linseneintopf mit Brokkoli

Hauptgerichte

Ergibt	2 - 3 Portionen
1	Schalotte
1	Zehe Knoblauch
½ TL	Ingwer gerieben
1 TL	Kreuzkümmelsamen
1 EL	Kokosöl
1	Apfel
100g	rote Linsen
200g	stückige Dosentomaten
100ml	Sahne
Etwas	Salz und Pfeffer
1	Würfel Hühnerbrühe
260g	Brokkoli
2 EL	Petersilie

423	Kalorien
52g	Kohlenhydrate
22g	Proteine
12g	Fette

1. Die Schalotte und den Knoblauch schälen und fein hacken.
2. Das Kokosöl in einem Topf erhitzen. Die Schalotte mit dem Knoblauch, Ingwer und Kreuzkümmel anrösten. Den Apfel entkernen und in 1 cm große Stücke schneiden.
3. Die Apfelwürfel mit den Linsen, den Tomaten und der Sahne dazugeben. Mit Salz, Pfeffer und dem Hühnerbrühewürfel würzen. Bei mittlerer Hitze für 10 Minuten kochen lassen.
4. Den Brokkoli in Röschen schneiden, dazu geben und für weitere 5 Minuten kochen.
5. Zum Anrichten mit der gehackten Petersilie bestreuen.

Zubereitungszeit: 30 Minuten

SPARGEL-RAGOUT MIT PFIFFERLINGEN

ERGIBT 2 - 3 PORTIONEN

2	Schalotten
1 EL	Butter
300g	Pfifferlinge
500g	Spargel
100ml	Weißwein
200ml	Gemüsebrühe
200ml	Sauerrahm
Etwas	Salz, Pfeffer
1 MS	Cayennepfeffer
½ TL	Thymian
2 EL	Petersilie

280	Kalorien
10g	Kohlenhydrate
11g	Proteine
15g	Fette

1. Die Schalotten schälen und fein würfeln. Die Butter in einer Pfanne erhitzen und die Schalotten darin hell anschwitzen. Die Pfifferlinge abbürsten. Den Spargel schälen, das untere Viertel wegschneiden und in schräge 3 cm lange Stücke schneiden.
2. Die Pfifferlinge und den Spargel in die Pfanne geben und mitbraten, bis der Spargel eine leichte Bräunung bekommt.
3. Mit dem Weißwein ablöschen und einreduzieren. So lange köcheln lassen, bis die Flüssigkeit verdampft ist. Mit der Gemüsebrühe aufgießen und bei mittlerer Hitze für 5 Minuten köcheln lassen.
4. Den Sauerrahm einrühren. Mit Salz, Pfeffer, Cayenne-pfeffer und Thymian abschmecken.
5. Zum Anrichten mit der gehackten Petersilie bestreuen.

Zubereitungszeit: 25 Minuten

Champignon-Taler mit Kräuter-Dip

Hauptgerichte

Ergibt	2 - 3 Portionen
1	altbackenes Brötchen
350g	Champignons
2	Zehen Knoblauch
2 EL	Petersilie
2 EL	Liebstöckel
1	Ei
2 EL	Parmesan gerieben
3 EL	Emmentaler gerieben
2 EL	Haferkleie
Etwas	Salz und Pfeffer
1 EL	flüssige Butter
2 EL	Sesam

317	Kalorien
19g	Kohlenhydrate
19g	Proteine
17g	Fette

1. Das Brötchen für 5 Minuten in Wasser einweichen und mit den Händen die Flüssigkeit ausdrücken.
2. Die Champignons mit dem geschälten Knoblauch, der Petersilie und dem Liebstöckel in einer Küchenmaschine mit Flügelmesser fein zerkleinern. In eine Schüssel geben und mit dem Ei, Parmesan, Emmentaler, Haferkleie, Salz und Pfeffer gut vermischen. Die Masse für 10 Minuten ruhen lassen.
3. Mit feuchten Händen daraus etwa 10 bis 12 Taler formen und auf ein mit Backpapier ausgelegtes Backblech legen. Mit der Butter einpinseln und mit dem Sesam bestreuen.
4. Bei 170° Celsius im Backofen bei Umluft auf der mittleren Schiene für etwa 18 Minuten backen.
5. Als Dip passen hier einfach nur Schmand oder Sauerrahm am besten dazu. Beides einfach nur mit etwas Salz und Pfeffer abschmecken.

Zubereitungszeit: 45 Minuten

GEMÜSELAIBCHEN

ERGIBT 2 - 3 PORTIONEN

100g	Lauch
1	Karotte
1	Stange Staudensellerie
½	Bund Kerbel
1	Chili
3 EL	Mehl
1 EL	Maismehl
40g	Frischkäse
2	Eigelb
Etwas	Salz und Pfeffer
1 TL	Majoran
2 EL	Butterschmalz zum Braten

248	Kalorien
24g	Kohlenhydrate
10g	Proteine
11g	Fette

1. Den Lauch waschen und grob schneiden. Die Karotte schälen und ebenfalls grob schneiden. Auch den Staudensellerie grob schneiden.
2. Den Lauch mit der Karotte, dem Staudensellerie und dem Kerbel in einer Küchenmaschine mit Flügelmesser fein zerkleinern.
3. Alle Zutaten, außer dem Butterschmalz in eine Schüssel geben und gut vermischen.
4. Das Butterschmalz in einer Pfanne erhitzen und aus der Masse mit feuchten Händen Laibchen formen.
5. Die Laibchen bei mittlerer Hitze für etwa 4 Minuten je Seite goldgelb braten.

Zubereitungszeit: 30 Minuten

SCHWARZWURZEL IN RAHMSAUCE MIT KÜMMEL

ERGIBT 2 - 3 PORTIONEN

1	Zwiebel
½ TL	Kreuzkümmel gemahlen
½ TL	Koriander gemahlen
1 EL	Butter
1 TL	Mehl
150ml	Gemüsebrühe
500g	Schwarzwurzeln aufgetaut
Etwas	Salz, Pfeffer
1	Bund Schnittlauch

129	Kalorien
8g	Kohlenhydrate
5g	Proteine
7g	Fette

1. Die Zwiebel schälen und in feine Würfel schneiden.
2. Die Butter in einem flachen Topf erhitzen. Die Zwiebel mit dem Kreuzkümmel und dem Koriander darin anschwitzen, bis der Kümmel zu duften beginnt. Das Mehl dazu geben und mit einem Schneebesen gut verrühren. Mit der Gemüsebrühe aufgießen und mit einem Schneebesen ordentlich weiter rühren.
3. Die Schwarzwurzeln in die Sauce geben und bei mittlerer Hitze für 10 Minuten köcheln lassen.
4. Mit Salz und Pfeffer abschmecken. Den Schnittlauch in Ringe schneiden und kurz vor dem Anrichten dazu geben.
5. Als Beilage eignen sich Pellkartoffeln, aber auch Reis, Nudeln oder Knödel. Wer auf die schlanke Linie achtet, serviert einen knackigen Salat dazu.

Zubereitungszeit: 20 Minuten

Amarettini-Quark mit Kirschsauce

Desserts

Ergibt	2 - 3 Portionen
300g	Quark
½ TL	Vanillezucker
1 EL	Puderzucker
1 TL	Zitronensaft
60g	Amarettini oder Kekse nach Wahl
100g	Sauerkirschen (Glas)
1 MS	Zimtpulver
2 EL	Schokoraspeln

330	Kalorien
49g	Kohlenhydrate
21g	Proteine
5g	Fette

1. Den Quark mit dem Vanillezucker, Puderzucker und Zitronensaft in eine Schüssel geben und glatt rühren. Die Amarettini leicht zerbröseln, dazugeben und vermischen.
2. Die Sauerkirschen mit dem Zimt in ein hohes Gefäß geben und mit einem Stabmixer pürieren.
3. Den Quark in Schälchen anrichten, die Kirschsauce darauf verteilen und mit den Schokoraspeln bestreuen.

Zubereitungszeit: 10 Minuten

KIRSCHRAGOUT MIT VANILLECREME

ERGIBT 2 - 3 PORTIONEN

1	Glas Kirschen
4 EL	Zucker
1 MS	Nelkenpulver
50ml	Rotwein
2 EL	Maisstärke
100g	Mascarpone
1 TL	Vanillezucker
2 EL	Baileys
5 EL	Sprühsahne
Etwas	Minze

410	Kalorien
46g	Kohlenhydrate
6g	Proteine
19g	Fette

1. Die Kirschen samt Kirschwasser und dem Nelkenpulver in einen Topf geben und erhitzen. Den Rotwein mit der Maisstärke verrühren und zu den Kirschen gießen. Mit dem Schneebesen gut verrühren und für 2 Minuten kochen lassen. Vom Herd nehmen und auskühlen lassen.
2. Die Mascarpone mit dem Vanillezucker und dem Baileys verrühren. Die Sprühsahne vorsichtig unter die Mascarponecreme heben.
3. Die Kirschen in Schälchen füllen. Mit 2 Esslöffeln aus der Creme Nockerl formen und auf das Kirschragout setzen. Mit der Minze garnieren und wer möchte mit Puderzucker bestäuben.

Zubereitungszeit: 30 Minuten

EIS MIT WARMEN PREISELBEEREN

ERGIBT 2 - 3 PORTIONEN

2 EL	Rohrzucker
2 EL	Portwein
2 EL	Orangensaft
150g	Preiselbeeren TK
Etwas	Eis nach Wahl
Etwas	Sprühsahne zum Garnieren

301	Kalorien
40g	Kohlenhydrate
3g	Proteine
13g	Fette

1. Den Rohrzucker in einen kleinen Topf geben und langsam erwärmen. Sobald der Zucker geschmolzen ist, mit dem Portwein und Orangensaft ablöschen. Für 2 Minuten kochen lassen.
2. Die tiefgekühlten Preiselbeeren dazu geben und vom Herd nehmen. Vorsichtig mit der Masse vermischen.
3. Die noch warmen Preiselbeeren in Eisgläser füllen, 1 bis 2 Kugeln Eis nach Wahl darauf geben und mit der Sprühsahne garnieren.

Zubereitungszeit: 25 Minuten

ORANGEN HIRSECREME

ERGIBT 2 - 3 PORTIONEN

400ml	Milch
100ml	Orangensaft
2 EL	Zucker
1 TL	Vanillezucker
100g	Hirse
100g	Joghurt
1	Orange
2 TL	Pistazien

427	Kalorien
61g	Kohlenhydrate
16g	Proteine
12g	Fette

1. Die Milch mit dem Orangensaft, Zucker und Vanillezucker in einen Topf geben und erhitzen. Die Hirse dazu geben, mit einem Deckel verschließen und bei geringer Hitze für 20 Minuten köcheln lassen. Vom Herd nehmen und auskühlen lassen.
2. Den Joghurt zur Hirse geben und mit einem Kochlöffel vermischen.
3. Die Orange schälen und filetieren, das bedeutet, von Kernen und der Haut befreien. Es gibt jedoch auch filetierte Orangen oder Mandarinen aus der Dose, die ebenfalls hervorragend passen.
4. Die Orangen Hirsecreme in Schälchen füllen, mit den Orangenfilets belegen und mit den gehackten Pistazien bestreuen.

Zubereitungszeit: 45 Minuten

MANGOCREME

ERGIBT 2 - 3 PORTIONEN

1 bis 2	Mangos, je nach Größe
100ml	Kokosmilch
1 EL	Creme Fraiche
1 EL	Limettensaft
1 EL	Honig
2 EL	Kokosraspeln

319	Kalorien
29g	Kohlenhydrate
3g	Proteine
21g	Fette

1. Die Mangos schälen und den Kern entfernen. Eine halbe Mango in 1 cm große Würfel schneiden.
2. Die restlichen Mangos mit der Kokosmilch im Mixer fein pürieren. Mit Creme Fraiche, Limettensaft und dem Honig verrühren.
3. Für eine Stunde im Kühlschrank kalt stellen.
4. Zum Anrichten mit den Mangowürfeln und den Kokosraspeln garnieren.

Zubereitungszeit: 15 Minuten plus eine Stunde Kühlzeit

ROTWEINBIRNE

ERGIBT 2 - 3 PORTIONEN

450ml	Rotwein
50ml	Orangensaft
100g	Zucker
1	Zimtstange
4	Nelken
2	kleine Birnen

1. Den Rotwein mit Orangensaft, Zucker, Zimtstange und Nelken in einen Topf geben und erhitzen.
2. Die Birnen schälen, entkernen und in den Topf geben. Die Birnen müssen mit der Flüssigkeit bedeckt sein. Die Birnen bei mittlerer Hitze für 25 Minuten köcheln lassen. Vom Herd nehmen und etwas auskühlen lassen.
3. Die Rotweinbirnen lauwarm servieren. Dazu würde eine Kugel Schokoladeneis gut passen.

112	Kalorien
20g	Kohlenhydrate
1g	Proteine
0g	Fette

Zubereitungszeit: 35 Minuten

MASCARPONECREME MIT JOHANNISBEEREN

ERGIBT 2 - 3 PORTIONEN

200g	Mascarpone
1 EL	Espresso
1 TL	Orangensaft
2 EL	Zucker
100ml	Sahne
1 TL	Sahnesteif
80g	Johannisbeeren
1 EL	Puderzucker

484	Kalorien
19g	Kohlenhydrate
8g	Proteine
41g	Fette

1. Die Mascarpone mit dem kalten Espresso, Orangensaft und Zucker in eine Schüssel geben und glatt rühren. Die Sahne mit dem Sahnesteif in eine kleine Schüssel geben und mit dem Handmixer steif schlagen. Die Schlagsahne vorsichtig unter die Mascarpone rühren und für 30 Minuten in den Kühlschrank stellen.
2. Die Johannisbeeren mit dem Puderzucker in eine Schüssel geben und vorsichtig vermischen. Für 15 Minuten stehen lassen.
3. Die Mascarponecreme in Schälchen füllen und die Johannisbeeren mit dem ausgetretenen Johannisbeersaft garnieren.

Zubereitungszeit: 60 Minuten

Bratäpfel

Ergibt 2 - 3 Portionen

2	Äpfel
20g	Marzipan
6	Nelken
2 EL	Rohrzucker
1 EL	Zimt gemahlen
Etwas	Butter

1. Bei den Äpfeln mit einem Apfelausstecher das Kerngehäuse ausstechen und entfernen. Das Marzipan in das Loch des Apfels geben.
2. Die Äpfel mit den Nelken spicken, also durch die Schale hinein stecken und in eine feuerfeste Form stellen. Den Rohrzucker mit dem Zimt vermischen und über die Äpfel streuen. Auf jeden Apfel eine kleine Butterflocke geben.
3. Im Backofen auf mittlerer Schiene bei 200° Celsius und Ober und Unterhitze für 25 Minuten backen.

249	Kalorien
40g	Kohlenhydrate
2g	Proteine
8g	Fette

Zubereitungszeit: 35 Minuten

KARAMELLISIERTE BIRNEN

ERGIBT 2 - 3 PORTIONEN

2	Birnen
2 EL	Rohrzucker
2 EL	Butter
100ml	Sahne
1 MS	Lebkuchengewürz
3 EL	Walnüsse

441	Kalorien
34g	Kohlenhydrate
4g	Proteine
31g	Fette

1. Die Birnen vierteln, entkernen und in Spalten schneiden. Eine runde, feuerfeste Form mit einem Durchmesser von 20 cm mit etwas Butter einfetten. Die Birnen leicht überlappend in die Form schichten. Mit dem Rohrzucker großzügig bestreuen und die Butter darauf verteilen.
2. Bei 200° Celsius und Ober- und Unterhitze für 10 Minuten backen. Die Sahne mit dem Lebkuchengewürz verrühren und über die Birnen gießen. Die Walnüsse grob hacken und darüber streuen.
3. Für weitere 5 Minuten backen.

Zubereitungszeit: 25 Minuten

EINFACHE APFELTARTE

ERGIBT 2 - 3 PORTIONEN

100g	Mürbeteig
2	Äpfel
100ml	Milch
2	Eier
1 TL	Zimt gemahlen
½ TL	Vanillezucker
1 EL	Zucker
30g	Mandelblättchen

1. Den Mürbeteig auf 4 mm Dicke ausrollen und in eine runde Tarteform mit 18 cm Durchmesser geben und die Ränder hochziehen. Den Mürbeteig mit einer Gabel mehrmals einstechen und im Backofen bei 220° Celsius und Ober- und Unterhitze für 5 Minuten vorbacken.
2. Die Äpfel schälen, entkernen und in kleine Würfel schneiden.
3. Die Milch mit Eiern, Zimt, Vanillezucker und Zucker verrühren.
4. Die Äpfel hübsch auf der Tarte verteilen und mit der Eiermilch übergießen.
5. Mit den Mandelblättchen bestreuen.
6. Bei 150° Celsius und Umluft für 30 Minuten fertig backen.

474	Kalorien
59g	Kohlenhydrate
10g	Proteine
21g	Fette

Zubereitungszeit: 50 Minuten

MANDELKUCHEN

ERGIBT 12 PORTIONEN

1 TL	Butter
250g	Mandeln gerieben
250g	Rohrzucker
250g	Mehl
1 TL	Backpulver
1 EL	Vanillezucker
2	Eier
220ml	Milch
1 EL	Kokosöl

309	Kalorien
38g	Kohlenhydrate
8g	Proteine
13g	Fette

1. Eine runde Backform mit 24 cm Durchmesser mit der Butter gut ausfetten.
2. Die restlichen Zutaten in eine Schüssel geben und mit einem Handmixer ordentlich verrühren.
3. Die Masse in die Backform füllen und glatt streichen.
4. Bei 180° Celsius und Ober- und Unterhitze für 35 bis 40 Minuten backen.

Zubereitungszeit: 55 Minuten

PROSECCOGELEE MIT ERDBEEREN

ERGIBT 2 - 3 PORTIONEN

3	Blatt Gelatine
250ml	Prosecco
1 EL	Ahornsirup
100g	Erdbeeren

1. Die Gelatine in eine Schüssel geben, mit kaltem Wasser bedecken und für 10 Minuten einweichen lassen.
2. 50 ml Prosecco mit dem Ahornsirup in einen kleinen Topf geben und leicht erwärmen.
3. Die Gelatine ausdrücken und mit in den Topf zum Prosecco geben. Die Gelatine darin auflösen. Den restlichen Prosecco dazu gießen und verrühren.
4. Die Erdbeeren vom Grün befreien, vierteln und in 2 Sektgläser geben. Mit dem Prosecco auffüllen und für 3 Stunden im Kühlschrank kalt stellen.

134	Kalorien
10g	Kohlenhydrate
3g	Proteine
0g	Fette

Zubereitungszeit: 20 Minuten + 3 Stunden Kühlzeit

ESPRESSO TERRINE

ERGIBT 4 PORTIONEN

50ml	Milch
1 EL	Vanillezucker
3 EL	Instant Espressopulver
300g	Frischkäse
100g	Puderzucker
40g	Schoko-Kaffeebohnen
200ml	Sahne
1 EL	Sahnesteif
8	St. Löffelbiskuit

351	Kalorien
44g	Kohlenhydrate
11g	Proteine
15g	Fette

1. Die Milch mit dem Vanillezucker und dem Espressopulver in einen kleinen Topf geben und leicht erwärmen, bis sich das Kaffeepulver aufgelöst hat.
2. Den Frischkäse mit dem Puderzucker glatt rühren und die Kaffeemilch einrühren.
3. Die Sahne mit dem Sahnesteif steif schlagen. Die Schoko-Kaffeebohnen mit der Sahne vorsichtig unter den Frischkäse rühren.
4. Das Löffelbiskuit in eine Kastenform mit den Maßen 20 cm x 10 cm legen. Die Masse in die Form gießen und im Kühlschrank für 3 Stunden kalt stellen.
5. Die Terrine aus der Form stürzen und zum Anrichten in 2 cm dicke Scheiben schneiden.

Zubereitungszeit: 25 Minuten + 3 Stunden Kühlzeit

Grieß-Sahne Schnitten

Desserts

Ergibt 6 Stück

360ml	Buttermilch
2 EL	Honig
60g	Weizengrieß
1	Ei
Prise	Salz
250g	Kirschen
1 EL	Butter
2 EL	Mandelblättchen

161	Kalorien
21g	Kohlenhydrate
6g	Proteine
6g	Fette

1. Die Buttermilch mit dem Honig in einen kleinen Topf geben und erhitzen. Den Weizengrieß einrühren und für 5 Minuten köcheln lassen. Vom Herd nehmen und gut auskühlen lassen.
2. Das Ei trennen und das Eiklar mit dem Salz steif schlagen. Das Eigelb in den Grieß einrühren und den Eischnee vorsichtig unterheben.
3. Die Masse in eine leicht gebutterte Form mit den Maßen 20 cm x 20 cm geben und mit einer Teigkarte glatt streichen.
4. Die Kirschen entkernen, auf dem Kuchen verteilen und leicht eindrücken.
5. Die Butter in kleinen Stücken auf der Masse verteilen und mit den Mandelblättchen bestreuen.
6. Bei 180° Celsius und Ober- und Unterhitze für 20 bis 25 Minuten backen, bis die Schnitte eine schöne goldgelbe Farbe hat.

Zubereitungszeit: 60 Minuten

Eisiger Cheesecake

Desserts

Ergibt 2 - 3 Portionen

2	Eier
100g	Puderzucker
150g	Quark
1 MS	Vanillepulver
1 TL	Zitronensaft
200ml	Sahne
60g	Schokokekse
100g	Himbeeren

401	Kalorien
40g	Kohlenhydrate
8g	Proteine
23g	Fette

1. Die Eier trennen und das Eiklar steif schlagen. Die Eigelbe mit dem Puderzucker, Quark, Vanillepulver und Zitronensaft in eine Schüssel geben und gut verrühren. Die Sahne steif schlagen. Den Eischnee, die Sahne und die Quarkmasse vorsichtig verrühren.
2. Die Schokokekse in einen Ziplockbeutel geben und mit einem Nudelholz oder mit einer Pfanne grob zerbröseln. Die Kekse in eine Form mit den Maßen 20 cm x 10 cm geben und mit der Quarkmasse bedecken.
3. Für etwa 4 Stunden in den Tiefkühler stellen.
4. 15 Minuten vor dem Anrichten herausnehmen, anrichten und mit den Himbeeren garnieren.

Zubereitungszeit: 20 Minuten + 4 Stunden Kühlzeit

LIMETTEN-ERDBEERSORBET

ERGIBT 2 - 3 PORTIONEN

400g	Erdbeeren
300ml	Limettensaft
2 EL	Puderzucker
2	Tropfen Minzaroma
1	Eiklar

1. Das Grün bei den Erdbeeren wegschneiden und die Beeren halbieren. Die Erdbeeren mit dem Limettensaft und dem Puderzucker und dem Minzaroma im Mixer fein pürieren.
2. Das Fruchtpüree mit dem Eiklar in eine flache Schüssel geben und verrühren.
3. Die Schale für 4 Stunden in den Tiefkühler stellen. Alle 30 Minuten mit einer Gabel durchmischen, um die Kristallbildung zu vermeiden.

131	Kalorien
24g	Kohlenhydrate
4g	Proteine
1g	Fette

Zubereitungszeit: 15 Minuten plus 4 Stunden Kühlzeit

VANILLESPARGEL MIT ERDBEEREN

ERGIBT 2 - 3 PORTIONEN

200g	grüner Spargel
1 EL	Butter
1 EL	Rohrzucker
1 TL	Vanillezucker
2 EL	Orangensaft
250g	Erdbeeren
1 EL	Basilikum

132	Kalorien
17g	Kohlenhydrate
3g	Proteine
5g	Fette

1. Bei dem Spargel das untere Drittel wegschneiden und den verbleibenden Spargel der Länge nach halbieren.
2. Die Butter in einer Pfanne erhitzen und den Spargel bei mittlerer Hitze für 3 Minuten braten.
3. Den Zucker dazu geben und leicht karamellisieren lassen, das bedeutet, der Zucker soll leicht zu schmelzen beginnen. Den Vanillezucker und Orangensaft dazu geben und für 2 Minuten köcheln lassen.
4. Vom Herd nehmen und etwas auskühlen lassen.
5. Das Grüne von den Erdbeeren abschneiden. Den Basilikum in Streifen schneiden und alles vermischen.
6. Zum Anrichten über dem Spargel drapieren und mit Puderzucker bestäuben.

Zubereitungszeit: 15 Minuten

SCHNELLES MANGOEIS

ERGIBT 2 - 3 PORTIONEN

300g	Mango
100g	Sahnequark
1 TL	Limettensaft

1. Die Mango schälen und den Kern entfernen.
2. Alle Zutaten in den Mixer geben und fein pürieren.
3. In eine Schüssel geben und für 3 Stunden einfrieren. So schnell ist Eis selbst gemacht.

164	Kalorien
21g	Kohlenhydrate
6g	Proteine
6g	Fette

Zubereitungszeit: 10 Minuten plus 3 Stunden Kühlzeit

BEERENSALAT MIT VANILLEMASCARPONE

ERGIBT 2 - 3 PORTIONEN

80g	Brombeeren
80g	Himbeeren
80g	Erdbeeren
80g	Johannisbeeren
2 EL	Orangensaft
1 EL	Zitronensaft
1 EL	Puderzucker
100g	Mascarpone
2 EL	Joghurt
2 EL	Honig
1 MS	Vanillemark
1	Eiklar

261	Kalorien
22g	Kohlenhydrate
7g	Proteine
15g	Fette

1. Die Beeren mit dem Orangensaft, Zitronensaft und Puderzucker in eine Schüssel geben und für 15 Minuten marinieren lassen.
2. Den Mascarpone mit dem Joghurt, Honig und Vanillemark glatt rühren.
3. Das Eiklar steif schlagen und vorsichtig unterheben.
4. Die Beeren in Schälchen anrichten und die Vanille-Mascarponecreme darauf verteilen.

Zubereitungszeit: 30 Minuten

Apfel Trifle

Ergibt 2 - 3 Portionen

20g	Zimtkekse oder andere Kekse nach Wahl
½	Apfel
4 EL	Apfelmus
200g	Joghurt
2 EL	Ahornsirup
2 TL	Haselnusskrokant

170	Kalorien
25g	Kohlenhydrate
6g	Proteine
5g	Fette

1. Die Zimtkekse zerbröseln. Die Hälfte der Kekse in Eisgläser geben.
2. Den Apfel in kleine Würfel schneiden und mit dem Apfelmus vermischen.
3. Den Joghurt mit dem Ahornsirup glatt rühren.
4. Die Hälfte der Äpfel in die Gläser geben. Den Joghurt auf die Äpfel geben und das Ganze einmal wiederholen. So entstehen schöne Schichten.
5. Zum Anrichten mit dem Haselnusskrokant bestreuen.

Zubereitungszeit: 20 Minuten

EINFACHES PREISELBEERPARFAIT

ERGIBT 2 - 3 PORTIONEN

240g	Preiselbeeren
2	Dotter
3 EL	Puderzucker
300ml	Sahne

1. Die Preiselbeeren in ein hohes Gefäß geben und mit einem Stabmixer fein mixen.
2. Die Dotter und den Puderzucker in eine Schüssel geben und mit einem Handmixer schaumig schlagen.
3. Das Preiselbeerpüree mit der Dottermasse verrühren.
4. Die Sahne in einen kleinen Topf geben, erhitzen und vom Herd nehmen. Die Eimasse mit einem Schneebesen zügig einrühren und solange rühren, bis die Sahne eindickt.
5. In Schälchen füllen und für 4 Stunden einfrieren.

370	Kalorien
19g	Kohlenhydrate
5g	Proteine
30g	Fette

Zubereitungszeit: 20 Minuten plus 4 Stunden Kühlzeit

APFELROLLE

ERGIBT 2 - 3 PORTIONEN

1 bis 2	Äpfel
2 EL	Rohrzucker
2 EL	Semmelbrösel
2 EL	Haselnusskrokant
2 EL	Rosinen
1 TL	Zimt gemahlen
4	Filoteigblätter
1 EL	flüssige Butter
1	Ei
Etwas	Öl zum Frittieren
Etwas	Puderzucker

486	Kalorien
72g	Kohlenhydrate
8g	Proteine
14g	Fette

1. Die Äpfel schälen, entkernen und raspeln. Die Apfelraspeln mit den Händen ausdrücken und mit dem Rohrzucker, Semmelbröseln, Mandelstiften, Rosinen und Zimt in eine Schüssel geben und vermischen.
2. Den Filoteig in 15 cm x 15 cm große Quadrate schneiden. 1 Teigblatt mit Butter einpinseln und ein zweites Teigblatt darauflegen. Mit etwas Apfelmasse befüllen sodass 2 cm Rand frei bleiben. Das Ei verquirlen und die Ränder damit einpinseln. 2 Seiten seitlich auf die Füllung einschlagen und dann einrollen. Die Rollen sollen wie kleine Frühlingsrollen aussehen.
3. Das Öl in einem kleinen Topf auf 180° Celsius erhitzen und die Rollen von allen Seiten darin goldbraun frittieren.
4. Zum Anrichten mit Puderzucker bestäuben.

Zubereitungszeit: 25 Minuten

Schoko-Rum Traum mit Himbeeren

Ergibt 2 - 3 Portionen

100g	Schokolade
1	Ei
1	Eigelb
2 EL	Puderzucker
2 EL	Rum
200ml	Sahne
50g	Himbeeren
Etwas	Schokoflocken

569	Kalorien
36g	Kohlenhydrate
10g	Proteine
38g	Fette

1. Die Schokolade grob hacken und in eine Metallschüssel geben. Diese auf einen kleinen Topf, der etwa ein Drittel mit Wasser befüllt ist, stellen. Das Wasser langsam erhitzen und die Schokolade schmelzen lassen.
2. Das Ei mit dem Eigelb und Puderzucker in eine Schüssel geben und mit einem Handmixer schaumig schlagen, bis die Masse fast weiß ist. Den Rum dazu geben.
3. Die Sahne mit einem Mixer steif schlagen.
4. Die flüssige Schokolade zügig mit einem Schneebesen oder dem Handmixer in die Eimasse rühren. Die Sahne vorsichtig unterheben.
5. Für 3 Stunden in den Kühlschrank stellen.
6. Zum Anrichten mit den Himbeeren und den Schokoflocken garnieren.

Zubereitungszeit: 20 Minuten plus 3 Stunden Kühlzeit

Orangen-Granitee

Ergibt 2 - 3 Portionen

4 EL	Zucker
60ml	Weißwein
250ml	Orangensaft
2 TL	Orangenlikör
Etwas	Minze frisch

153	Kalorien
32g	Kohlenhydrate
1g	Proteine
0g	Fette

1. Den Zucker mit dem Weißwein in einen kleinen Topf geben und leicht erwärmen, bis sich der Zucker aufgelöst hat. Den Wein etwas auskühlen lassen und mit dem Orangensaft in eine flache Schüssel füllen.
2. Die Schüssel in den Tiefkühler stellen und alle 30 Minuten mit einer Gabel durchrühren.
3. Zum Anrichten mit einer Gabel kräftig zerkratzen, oder im Mixer kurz pürieren und in eisgekühlte Schalen geben.
4. Mit etwas Orangenlikör beträufeln und mit der Minze garnieren.

Zubereitungszeit: 15 Minuten plus 3 Stunden Kühlzeit

Zwetschgen Zimt Creme

Desserts

Ergibt	2 - 3 Portionen
250g	Zwetschgen
1 EL	Zucker
2 EL	Orangensaft
2 EL	Quark
1 TL	Zimt gemahlen
120ml	Sahne
½ TL	Vanillezucker
Etwas	Schokoraspel

259	Kalorien
19g	Kohlenhydrate
4g	Proteine
18g	Fette

1. Die Zwetschgen halbieren und entsteinen. Mit dem Zucker, Orangensaft, Quark und Zimt im Mixer grob pürieren.
2. Die Sahne mit dem Vanillezucker steif schlagen und vorsichtig mit den Zwetschgen verrühren.
3. In Schälchen füllen und für eine Stunde in den Kühlschrank stellen.
4. Zum Anrichten mit den Schokoraspeln garnieren.

Zubereitungszeit: 15 Minuten plus eine Stunde Kühlzeit

Snacks

ZIEGENKÄSE CREME BRULEE

SNACKS

ERGIBT	2 - 3 PORTIONEN
200g	Ziegenfrischkäse
1	Eigelb
2 EL	Schnittlauchringe
1 MS	Cayennepfeffer
2 TL	Rohrzucker

378	Kalorien
6g	Kohlenhydrate
17g	Proteine
32g	Fette

1. Den Ziegenkäse mit dem Eigelb, dem Schnittlauch und dem Cayennepfeffer in einer Schüssel verrühren.
2. Auf kleine feuerfeste Schälchen aufteilen und mit dem Rohrzucker bestreuen.
3. In den Backofen auf die oberste Schiene geben und mit der Grillfunktion für 5 Minuten grillen. Falls keine Grillfunktion vorhanden ist, dann den Ofen bei 200° Celsius auf Oberhitze einstellen.
4. Die Creme herausnehmen und für etwa 10 Minuten abkühlen lassen. Am besten mit getoastetem Weißbrot servieren.

Zubereitungszeit: 20 Minuten

KÄSEZIGARRE

ERGIBT 2 - 3 PORTIONEN

2	Blätter fertiger Strudelteig
3 EL	Frischkäse
Etwas	Salz, Pfeffer
½ TL	Oregano
100g	Emmentaler gerieben
1	Eigelb

322	Kalorien
19g	Kohlenhydrate
18g	Proteine
21g	Fette

1. Die Strudelblätter halbieren.
2. Den Frischkäse mit Salz, Pfeffer und Oregano glatt rühren. Die Strudelteigblätter damit einstreichen, dabei 2 cm bis 3 cm Rand freilassen. Mit dem Emmentaler bestreuen.
3. Zwei Seiten seitlich einschlagen und den Teig einrollen. Es sollen schöne, schlanke Rollen entstehen, die optisch an eine Zigarre erinnern. Auf ein mit Backpapier ausgelegtes Backblech legen und bei 220° Celsius und Ober- und Unterhitze für 6 bis 8 Minuten backen.
4. Herausnehmen und am besten heiß genießen.

Zubereitungszeit: 15 Minuten

SENFEIER

ERGIBT 2 - 3 PORTIONEN

1 TL	Butter
3 EL	Gouda gerieben
1 TL	Senfpulver
1 EL	Petersilie
70ml	saure Sahne
Etwas	Salz, Pfeffer
2	Eier

152	Kalorien
2g	Kohlenhydrate
9g	Proteine
12g	Fette

1. Zwei feuerfeste Schälchen mit Butter ausfetten und den Boden mit etwas Käse bestreuen.
2. Einen Esslöffel Gouda mit dem Senfpulver, der gehackten Petersilie, der sauren Sahne, Salz und Pfeffer verrühren. In die Schälchen füllen.
3. Die Eier in die Schälchen aufschlagen und mit dem restlichen Käse bestreuen.
4. Bei 220° Celsius und Ober- und Unterhitze auf mittlerer Schiene für 12 Minuten backen und mit einem Stück Baguette genießen.

Zubereitungszeit: 20 Minuten

SCHARFE KICHERERBSEN

ERGIBT 2 - 3 PORTIONEN

200g	gekochte Kichererbsen oder aus der Dose
2	getrocknete Chilis
1 TL	Rosmarin
2	Limettenblätter
Etwas	Salz
2 EL	Rapsöl

175	Kalorien
14g	Kohlenhydrate
5g	Proteine
10g	Fette

1. Das Rapsöl in einer Pfanne erhitzen. Die Kichererbsen in der Pfanne bei mittlerer Hitze für etwa 5 Minuten gut rösten, bis sie eine leichte Bräunung bekommen.
2. Die restlichen Zutaten dazugeben und für weiter 3 – 5 Minuten rösten.
3. Auskühlen lassen und am Abend vor dem Fernseher genießen.

Zubereitungszeit: 10 Minuten

WÜRSTEL IM SCHLAFROCK

ERGIBT 2 - 3 PORTIONEN

40g	Blätterteig
2 EL	Ketchup
1 TL	Senf
1	Gewürzgurke
12	Mini Wiener Würstchen
1	Ei

254	Kalorien
10g	Kohlenhydrate
10g	Proteine
19g	Fette

1. Den Blätterteig dünn ausrollen und in etwa 2 cm x 6 cm große Stücke schneiden.
2. Den Ketchup mit dem Senf und der fein gehackten Gewürzgurke verrühren und den Blätterteig damit bestreichen. Die Würstchen darauflegen und einrollen.
3. Auf ein mit Backpapier ausgelegtes Backblech legen und mit dem verquirlten Ei einpinseln.
4. Bei 200° Celsius und Umluft für 10 Minuten goldbraun backen.

Zubereitungszeit: 20 Minuten

METTIGEL PUMPERNICKEL

ERGIBT 2 - 3 PORTIONEN

6	kleine Scheiben Pumpernickel oder Schwarzbrot
1 EL	Butter
1	Zehe Knoblauch
120g	Mett
1 MS	Paprikapulver
½	rote Zwiebel
12	Pfefferkörner
3	schwarze Oliven
6	Scheiben Gewürzgurke
Etwas	Pfeffer aus der Mühle

277	Kalorien
12g	Kohlenhydrate
13g	Proteine
19g	Fette

1. Die Pumpernickelscheiben mit der Butter beidseitig einstreichen und in einer heißen Pfanne auf beiden Seiten knusprig braten. Den Knoblauch schälen, halbieren und die Pumpernickel mit der Schnittfläche des Knoblauchs kräftig einreiben.
2. Das Mett mit dem Paprikapulver würzen und verkneten.
3. Kleine Kugeln formen, auf das Brot geben und leicht andrücken.
4. Die Zwiebel schälen, vierteln und in Streifen schneiden. Die kleinen Zwiebelstifte als Stacheln ins Mett stecken. Mit den Pfefferkörnern Augen stecken. Die Oliven halbieren und als Nase verwenden. Die Gewürzgurke halbieren und als Ohren reinstecken.
5. Mit dem Pfeffer kräftig würzen. Dieser Snack ist auf Partys oder dem Brunch immer beliebt.

Zubereitungszeit: 15 Minuten

ELVIS TOAST MIT BANANE, SPECK UND ERDNUSSBUTTER

ERGIBT 2 - 3 PORTIONEN

4	Scheiben Toast
8	Scheiben Speck
2 EL	Erdnussbutter
1	Banane

286	Kalorien
30g	Kohlenhydrate
16g	Proteine
11g	Fette

1. Den Toast toasten und mit der Erdnussbutter einstreichen. Die Banane schälen, in Scheiben schneiden und 2 Scheiben Toast damit belegen.
2. Den Speck in eine kalte Pfanne legen, langsam erhitzen und den Speck knusprig braten. Den Speck auf die Bananen legen und mit den anderen Toastscheiben bedecken.
3. Die Toasts für eine Minute je Seite im heißen Speckfett braten.
4. Zum Anrichten in Dreiecke schneiden und genießen. Dies war der Lieblingssnack von Elvis Presley.

Zubereitungszeit: 15 Minuten

PIZZARÖLLCHEN

ERGIBT 2 - 3 PORTIONEN

100g	Pizzateig
3 EL	Curryketchup
80g	Salami
120g	Mozzarella gerieben
1 TL	Oregano
2 Prisen	Chilipulver

386	Kalorien
15g	Kohlenhydrate
20g	Proteine
23g	Fette

1. Den Pizzateig dünn ausrollen und mit dem Curryketchup bestreichen.
2. Die Salami in Streifen schneiden und darauf verteilen. Mit 80 Gramm Mozzarella bestreuen.
3. Mit dem Oregano und dem Chilipulver würzen.
4. Die Pizza einrollen und mit einem Messer in 3 cm dicke Scheiben schneiden. Diese mit der Schnittfläche nach oben auf ein mit Backpapier ausgelegtes Backblech legen. Mit dem restlichen Mozzarella bestreuen.
5. Bei 200° Celsius und Umluft für 10 Minuten backen.

Zubereitungszeit: 20 Minuten

SCHAFSKÄSEBRÖTCHEN MIT SPINAT UND WALNÜSSEN

ERGIBT 2 - 3 PORTIONEN

2	Brötchen
80g	Rahmspinat
1	Ei
40g	Käse gerieben
4 TL	Walnüsse

174	Kalorien
19g	Kohlenhydrate
8g	Proteine
7g	Fette

1. Die Brötchen halbieren und das Innere vorsichtig herauskratzen.
2. Den aufgetauten Rahmspinat mit dem Ei verrühren und in die ausgehöhlten Brötchen füllen.
3. Mit dem Käse und den Walnüssen bestreuen und auf ein mit Backpapier ausgelegtes Backblech legen.
4. Bei 180° Celsius und Ober- und Unterhitze auf mittlerer Schiene für 12 Minuten backen.

Zubereitungszeit: 25 Minuten

SALAMICHIPS MIT CHILI DIP

ERGIBT 2 - 3 PORTIONEN

100g	Salamischeiben
1 TL	Majoran
2	Tomaten
1	Chili
Etwas	Salz, Pfeffer
1	Frühlingszwiebel

140	Kalorien
2g	Kohlenhydrate
8g	Proteine
11g	Fette

1. Die Salamischeiben auf einem mit Backpapier ausgelegten Backblech verteilen und mit dem Majoran bestreuen. Bei 200° Celsius und Umluft für 8 – 10 Minuten knusprig backen.
2. Die Tomaten in Stücke schneiden und mit dem Chili, Salz, Pfeffer und grob geschnittener Frühlingszwiebel in einen Mixer geben und grob mixen. Es soll eine Sauce wie eine Salsa entstehen.
3. Die Salami leicht auskühlen lassen und mit dem Chili Dip genießen.

Zubereitungszeit: 15 Minuten

GEFÜLLTE CHAMPIGNONS

ERGIBT 2 - 3 PORTIONEN

4	große Champignons
4 TL	Speckwürfel
4 TL	Gouda
½ TL	Majoran
4 TL	Hüttenkäse

73	Kalorien
1g	Kohlenhydrate
6g	Proteine
7g	Fette

1. Bei den Champignons die Stiele entfernen. Die restlichen Zutaten in einer Schüssel vermischen und die Champignons mit der Masse füllen.
2. Bei 220° Celsius und Ober- und Unterhitze im Backofen auf mittlerer Schiene für 10 Minuten backen.

Zubereitungszeit: 20 Minuten

FLAMMKUCHEN MIT SPECK

ERGIBT 2 - 3 PORTIONEN

80g	TK Flammkuchenteig oder Pizzateig
80g	Schmand
Etwas	Salz, Pfeffer
4 EL	Speckwürfeln
1	Handvoll Rucola
1 EL	Chili Öl

1. Den Flammkuchenteig in kleine Dreiecke schneiden und auf ein mit Backpapier ausgelegtes Backblech legen. Den Schmand mit Salz, Pfeffer verrühren und auf dem Teig verstreichen.
2. Mit den Speckwürfeln bestreuen.
3. Im Backofen bei 200° Celsius und Umluft für 8 Minuten backen.
4. Herausnehmen, mit dem Rucola belegen und mit dem Chili-Öl beträufeln.

354	Kalorien
24g	Kohlenhydrate
9g	Proteine
25g	Fette

Zubereitungszeit: 20 Minuten

CAMEMBERT GEBACKEN

ERGIBT 2 - 3 PORTIONEN

1	Camembert
2 Prisen	Paprikapulver
2 TL	Schnittlauch
1	Baguette

1. Den Camembert quer halbieren und in passende feuerfeste Förmchen geben und mit dem Paprikapulver bestreuen.
2. Im Backofen bei 220° Celsius und Umluft auf mittlerer Schiene für 10 Minuten backen.
3. Herausnehmen, mit dem Schnittlauch bestreuen und mit dem Baguette zum Tunken genießen.

320	Kalorien
16g	Kohlenhydrate
15g	Proteine
21g	Fette

Zubereitungszeit: 18 Minuten

SCHARFE KARTOFFELSPALTEN

ERGIBT 2 - 3 PORTIONEN

4	Kartoffeln
1 EL	rote Currypaste
2 EL	Kokosöl
100g	Sauerrahm

263	Kalorien
30g	Kohlenhydrate
5g	Proteine
13g	Fette

1. Die Kartoffeln gut waschen und trocken reiben, dann in Spalten schneiden. Die Currypaste mit dem Kokosöl in eine Schüssel geben und verrühren. Die Kartoffeln dazu geben, gut vermischen und kurz marinieren lassen.
2. Die Kartoffeln auf ein mit Backpapier ausgelegtes Backblech legen und darauf achten, dass sie nicht zusammenkleben.
3. Bei 180° Celsius und Umluft für 30 Minuten backen.
4. Aus dem Ofen nehmen und mit dem Sauerrahm als Dip genießen.

Zubereitungszeit: 40 Minuten

Zupfbrot

Snacks

Ergibt 2 - 3 Portionen

1	kleiner Brotlaib
2 EL	Kräuterbutter
100g	Schinken
100g	Emmentaler

408	Kalorien
45g	Kohlenhydrate
25g	Proteine
13g	Fette

1. Das Brot im Abstand von 2 cm einschneiden. Darauf achten, dass das Brot nicht durchgeschnitten wird. Mindestens 1 cm Boden lassen.
2. Die Zwischenräume mit der weichen Kräuterbutter einpinseln und mit Schinken, Käse füllen.
3. Das Brot in Alufolie wickeln und im Backofen bei 200° Celsius und Umluft für 10 Minuten backen.
4. Cheddarcremekäse würde als Dip gut dazu passen.

Zubereitungszeit: 20 Minuten

Schlusswort

Herzlichen Dank für die gemeinsame Zeit, die wir miteinander verbringen durften. Ich hoffe unser Buch hat dich gut begleitet und war dir in vielen Situationen ein guter Lehrmeister. In der Zwischenzeit hast du dich sicher zu einem meisterlichen, oder zumindest routinierten Koch entwickelt und konntest schon viele Freunde mit deinen neuen Fähigkeiten in der Küche überraschen.

Wie bereits erwähnt sind die Gerichte immer für 2 bis 3 Portionen konzipiert. Das bedeutet im konkreten Fall, dass es zwei ordentliche oder normale Männerportionen sind. Kleinere Esser machen aus den Mahlzeiten aber auch gut 3 Portionen. Die Nährwertangaben sind immer für eine Portion berechnet, dies auf der Basis von 2 Portionen laut Angabe. Dies bedeutet, willst du für 3 Portionen die genauen Inhaltsangaben wissen, so musst du die Kalorien, Eiweiß, Fett und Kohlenhydrate mal zwei rechnen und anschließend durch drei teilen. Das ist jedoch reine Mathematik und sollte dir im Bedarfsfall keine Schwierigkeiten bereiten.

Generell sollte man dir in der Küche jetzt so schnell nichts mehr vormachen können. Du weißt, wie man mit den einzelnen Lebensmitteln umgeht und hast auch erkannt, wie einfach es tatsächlich ist, leckere und gesunde Mahlzeiten zu kochen. Auch wird es dich überrascht haben, wie schnell und einfach das Kochen gehen kann.

In Zukunft kannst du auch wunderbar mit den einzelnen Zutaten experimentieren und dich immer wieder neu ausprobieren. Sehr einfach lassen sich einzelne Lebensmittel und Produkte durch andere ersetzen. So zauberst du immer wieder neue Gerichte. Du kannst Huhn immer durch Pute, aber auch durch mageres Schweinefleisch oder Kalb ersetzen. Rindfleisch kannst du ebenfalls durch Lamm, Wild oder Schweinefleisch austauschen.

Falls du plötzlich vegetarisch für jemanden kochen sollst, ist das auch kein Problem. Bei jedem der Gerichte kannst du das Fleisch 1 zu 1 durch Tofu, Seitan oder Tempeh ersetzen, oder du besorgst dir im Supermarkt sogenanntes Ersatzfleisch. Sämtliche dieser Zutaten sind heutzutage im regulären Handel erhältlich.

Auch beim Gemüse und bei den Beilagen kannst du ganz nach deinen eigenen Vorlieben und nach deinem persönlichen Geschmack agieren. Wenn du lieber Brokkoli als Möhren magst, dann verwendest du natürlich diesen. So einfach ist es.

Damit sollte nun auch schon alles gesagt sein. Wir wünschen dir auch in Zukunft viel Spaß beim Kochen und gutes Gelingen in der Küche.

Impressum

Sie haben Fragen oder Kritik zu diesem Buch?

Dann schreiben Sie uns einfach eine Mail an **d-stopfer@web.de**

Kontakt: Daniel Stopfer

Eudorfer Weg 8a

36304 Alsfeld

Covergestaltung: Denise Gahn

Layout und Satz: Martin Schwarz

Haftungsausschluss

Dieses Buch enthält Meinungen und Ideen des Autors und hat die Absicht, Menschen hilfreiches und informatives Wissen zu vermitteln. Die enthaltenen Strategien passen möglicherweise nicht zu jedem Leser, und es gibt keine Garantie dafür, dass sie auch wirklich bei jedem funktionieren. Die Benutzung dieses Buchs und die Umsetzung der darin enthaltenden Informationen erfolgt ausdrücklich auf eigenes Risiko. Haftungsansprüche gegen den Autor für Schäden materieller oder ideeller Art, die durch die Nutzung oder Nichtnutzung der Informationen bzw. durch die Nutzung fehlerhafter und/oder unvollständiger Informationen verursacht wurden, sind ausdrücklich ausgeschlossen. Das Werk, inklusive aller Inhalte, gewährt keine Garantie oder Gewähr für Aktualität, Korrektheit, Vollständigkeit und Qualität der bereitgestellten Informationen. Druckfehler und Fehlinformationen können nicht vollständig ausgeschlossen werden.

Printed in Germany
by Amazon Distribution
GmbH, Leipzig

27693594R00095